Knaur

Christine Neubauer

Das Vollweib-Training

Knaur

Christine Neubauer

Das Vollweib-Training

Meine Workouts für eine Wohlfühl-Figur

In Zusammenarbeit mit Nadja Haas

www.knaur.de

Bibliographische Information Der Deutschen Bibliothek
Die Deutsche Bibliothek verzeichnet diese Publikation in der Deutschen Nationalbibliographie; detaillierte bibliographische Daten sind im Internet über http://dnb.ddb.de abrufbar

Produziert in Zusammenarbeit mit Michael Meller, Literacy Agency, München

Gedruckt auf elementar chlorfrei gebleichtem Papier

Projektleitung: Caroline Colsman
Redaktion: Christopher Hammond, München
Herstellung: Hartmut Czauderna
Bildredaktion: Sylvie Busche (Ltg.)
Umschlagkonzeption: ZERO-Werbeagentur, München
Umschlagfoto: Action Press
Satz und Gestaltung: Hartmut Czauderna, München
Druck und Bindung: Appl, Wemding
Reproduktion: Repro Ludwig, Zell am See
Printed in Germany

ISBN 3-426-66714-2

Inhaltsverzeichnis

Vorwort

Im Bestseller »Die Vollweib-Diät – Mein Weg zur Wohlfühl-Figur« erzählte Christine Neubauer freimütig von ihrem langen Kampf mit dem Übergewicht und wie sie die überflüssigen Pfunde endlich los wurde. Seit ihrem 16. Lebensjahr hatte die Schauspielerin unzählige Hungerkuren gemacht. Keine brachte einen wirklichen Erfolg, der Jo-Jo-Effekt hatte sie voll im Griff. 14 Jahre quälte sich die Schauspielerin von einer Diät zur nächsten. Erst als sie schwanger wurde, traf Christine Neubauer die richtige Entscheidung: Sie stellte ihre Ernährung komplett um und begann damit, regelmäßig Sport zu treiben.

Die Leser gaben den Anstoß: Das Buch, in dem Christine Neubauer ihre Tricks für eine schlanke Linie verriet, erreichte Platz zwei auf der Bestsellerliste in der Rubrik »Gesund und fit«. Dieser Erfolg zeigt, dass dieses Thema die Menschen bewegt. In zahlreichen Leserbriefen erfuhr Christine Neubauer, was Frauen und auch Männer beschäftigt und dass ihre Leser noch mehr zum Thema Abnehmen, Diäten und Fitness wissen wollten.

Den Körper in Form bringen: Im vorliegenden Nachfolgebuch »Das Vollweib-Training« verrät Christine Neubauer nun, wie sie ihre »Kurven« in Form hält. Die Schauspielerin erzählt, wie sie zum Laufen kam und warum es sie »süchtig« gemacht hat. Sie verrät auch, wie sie Beine, Brust und Po trainiert, damit ihr Körper in Topform bleibt. Das »Vollweib« interessiert sich aber nicht für Waschbrettbauch und baumdicken Bizeps. Fett verbrennen, um das Gewicht zu halten, Muskeln und Bindegewebe straffen, um Cellulite zu vermeiden und den Körper trainieren, um lange gesund und aktiv zu bleiben – so lauten die Ziele der Schauspielerin.

Fitness ganz sanft: Die Fitness-Tipps von Christine Neubauer werden auch Ihr Leben positiv verändern. Und das »Vollweib« garantiert: Sie müssen sich dabei nicht quälen. Ob jung oder alt, untrainiert oder sportlich – mit den Übungen der Schauspielerin kommen Sie schnell in Form.

München, im November 2002 — Nadja Haas

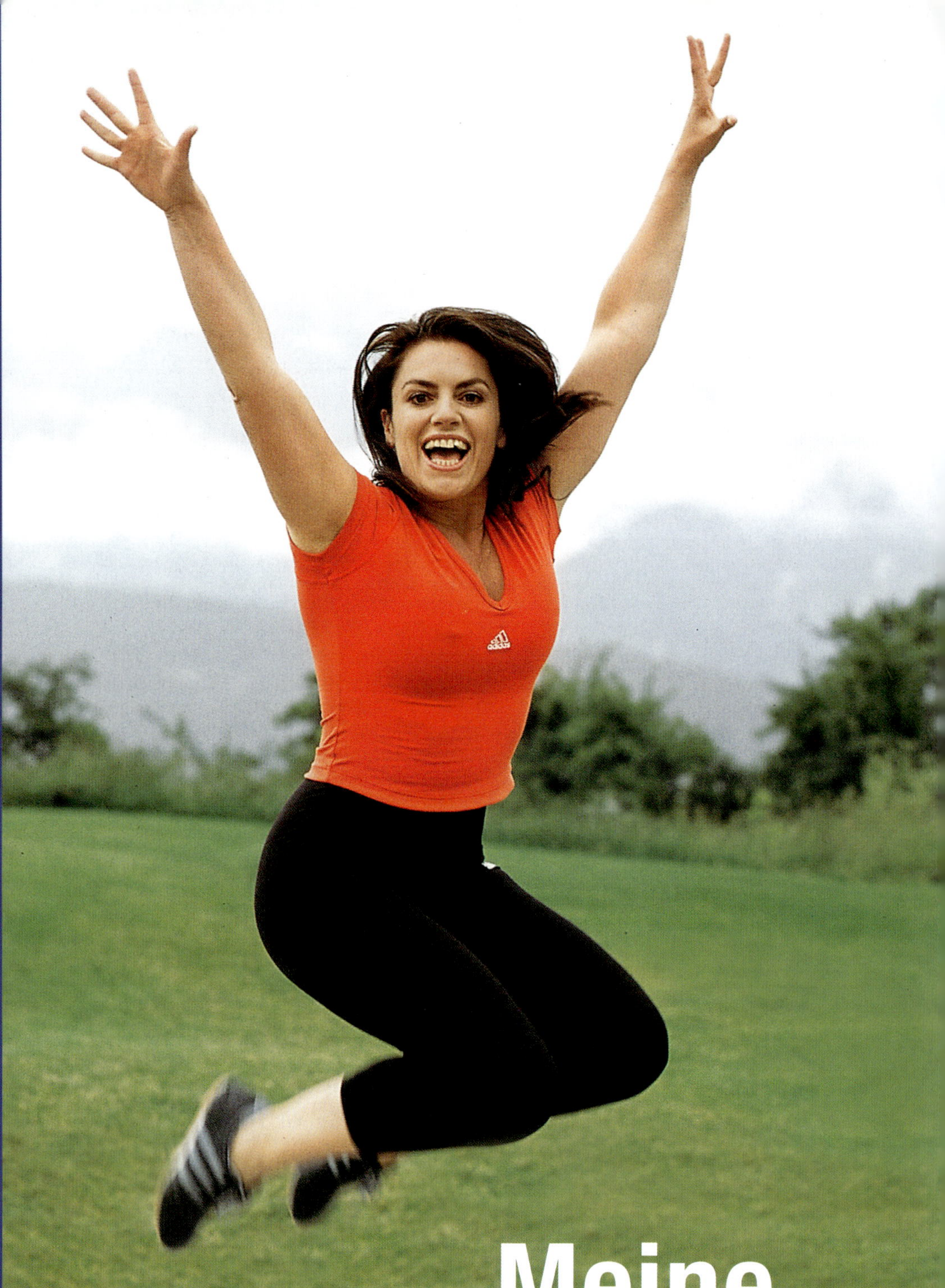

Meine Vollweib-Fitness

Der Weg zu einer schlanken Figur
und schönen Formen

Drall, barock, propper – so wenig schmeichelhaft beschreibt man gelegentlich meinen Figurtyp in Zeitschriften. Überwiegend lese ich jedoch die Bezeichnung »Vollweib« über mich. Wie ich gesehen werde, liegt im Auge des Betrachters. Deswegen treffen mich negative Urteile nicht. Ich fühle mich ganz einfach wohl in meiner Haut. Ich stehe zu meiner weiblichen Figur mit ihren gut geformten Kurven und Proportionen. Wer knabenhafte Frauenkörper für das Nonplusultra hält, hat für ein Vollweib keinen Sinn. Für mich spielt das keine Rolle. Meine Einstellung: Es gibt für Frauen keine Standardmaße, es lebe die Vielfalt! Ein Vollweib zeichnet sich auch durch seine Ausstrahlung und Präsenz aus. Das Auftreten zeigt, dass dieser Typ Frau zu sich selbst steht. Ich hoffe, Sie sehen das auch so. Ich lade Sie herzlich in den »Club der Vollweiber« ein.

Ein Vollweib steht zu seinen Rundungen

Figur und Aussehen gelten als das Frauenthema Nummer eins. Man(n) will uns glauben machen, dass wir Frauen jung, schlank und schön sein müssen, egal wie alt wir sind und wie viele Kinder wir zur Welt gebracht haben.

Das jeweilige Frauenbild wird uns von außen, vor allem von den Medien, diktiert. Mal sind große Busen in, dann wieder kleine en vogue. Mal müssen Frauen androgyn erscheinen, dann wieder weiblich. Allen voran propagiert die Mode den extrem dünnen, flachbrüstigen Typ à la Kate Moss. Ich habe einmal gelesen, dass die Maße von Schaufensterpuppen im Lauf der Jahre verändert wurden. Sie haben heute zehn Zentimeter weniger Umfang an den Hüften und fünf Zentimeter dünnere Oberschenkel als früher – ein Trend, der übrigens nicht mit der menschlichen Vorlage übereinstimmt. Zum Glück gibt es ja die Schönheitschirurgie, die uns der jeweiligen Mode anpassen kann. Da sage ich aber »Nein danke!« Mit solchen Methoden will ich nichts zu tun haben. Sie sind ein Frevel und gegen die Natur. Ein echtes Vollweib hat mit Frauen, die sich einem solchen Diktat unterwerfen, nichts gemein.

Vollweib bedeutet Lebenslust und Energie

Mein Rat an alle Frauen: Machen Sie sich nicht zur Sklavin Ihrer Figur. Ein Vollweib hat kein Problem mit seinen fraulichen Formen und den Attributen, die Weiblichkeit ausmachen. Aber ein Vollweib hat nicht nur eine entsprechende Figur, dieser Typ Frau steht auch für Lebenslust, Spontaneität und Energie – sowohl im Beruf als auch im Privatleben. Ein Vollweib lebt intuitiv den Augenblick und lässt sich nicht durch angebliche Benimmcodes maßregeln. Setzen Sie sich Ihre eigenen Maßstäbe!

Ein Vollweib mag seinen Körper

Ich lebe nach meinen Vorstellungen und nicht nach denen anderer Leute. Und deshalb bin ich stolz auf meine Kurven, und ich zeige sie auch. Ich trage Figur betonte Mode. Es ist ein Irrglaube, dass man eine üppige Figur in sackartigen Gewändern verstecken muss, um schlanker auszusehen. Ich finde, dass solche Outfits die Figur voluminöser erscheinen lassen. Was spricht dagegen, weibliche Formen zu betonen? Ich bevorzuge Kleider, die in einer sanften Linie meinen Körper umschmeicheln. Das gilt auch fürs Dekolleté. Ich habe mit meinem großen Busen kein Problem. Ich fühle mich damit auch rundherum wohl und brauche ihn nicht zu verstecken. Ein schöner Ausschnitt ist immer ein Blickfang. Das bedeutet, seine Weiblichkeit zu zeigen und zu betonen, aber nicht aufzudrängen. Spielen Sie mit Ihren Reizen, aber präsentieren Sie sich und Ihren Körper mit Charme und nicht mit entblößender Deutlichkeit. Wer seinen Körper wie ein Boxenluder zur Schau stellt, ist für mich kein Vollweib. Mit dieser Kategorie Frau hat ein Vollweib nichts zu tun.

Problemzonen gibt es nicht

Allein das Wort »Problemzonen« finde ich schon zum Haare raufen. Wieso sollte ich meinen Po, meinen Bauch und meine Beine als Problemzonen bezeichnen? Wer denkt sich nur so etwas aus! Nicht mein Körper macht mir Probleme, sondern manchmal ein paar überflüssige Pfunde. Ich finde weibliche Hüften sind »hip«, auch wenn sie rund sind und die Hüftknochen nicht wie scharfe Zacken herausstehen. Studien bestätigen übrigens, dass Frauen mit weiblichen Hüften länger le-

ben, seltener an Diabetes erkranken und weniger Herz-Kreislauf-Erkrankungen haben als knabenhafte Frauen. Ich finde auch nicht, dass ein Waschbrettbauch oder eine Wespentaille das Maß aller Dinge sind – weder bei Frauen noch bei Männern. Ich träume nicht von gestählten Muskeln. Auch die meisten Männer stehen auf Frauen mit weiblichen Formen und nicht auf ausgezehrte »Skelette«, an denen »nichts dran« ist. Testen Sie das ruhig einmal in Ihrem Freundeskreis. Sehr viele Männer werden bestätigen, dass ihnen eine weibliche Figur besser gefällt als »Haut und Knochen«. Nur spukt seit Twiggy in unseren Köpfen ein Frauenbild herum, das uns das Leben zur Qual macht.
Von vielen Models ist mittlerweile bekannt, dass Sie ihre »Idealfigur« nur mit Alkohol- oder Drogenkonsum erhalten konnten. Aber zum Glück gibt es heute immer mehr Vollweiber, die zu ihren Rundungen stehen und damit für Furore sorgen: Denken Sie nur an das Model Sophie Dahl oder die Moderatorin Barbara Schöneberger.

Vollweiber halten ihre Formen in Form

Natürlich möchte ich auch schlank sein und schlank bleiben. Und dafür tue ich etwas. Ich ernähre mich richtig und treibe Sport. Das wirkt sich positiv auf meine Figur, meine Gesundheit, mein Aussehen und meine Stimmung aus. Aber spindeldürr will ich nicht werden. Mein Rat an alle Frauen: Machen Sie sich frei von falschen Idealen. Perfektion gibt es nicht. Jeder Körper ist von Natur aus anders. Die genetischen Anlagen sind, wie sie sind. Sehen Sie die schönen Seiten an Ihrem Körper, nicht nur die möglichen Schwachstellen, die vielleicht noch nicht einmal welche sind. Das heißt nicht, dass Sie Ihren Körper vernachlässigen dürfen. Weiblichkeit ist kein Freibrief zur Nachlässigkeit. Ein Vollweib hält seine Formen in Form. Das Zauberwort dazu heißt »Bodyshaping«. Ich habe ein kleines Programm, das ich möglichst täglich durchführe, und das ich Ihnen in diesem Buch vorstellen werde. Die Übungen für Arme, Brust, Bauch, Po und Beine stärken die Muskeln und jeder kann sie zu Hause nachmachen. Übrigens auch die Männer.
Um meine Ausdauer zu trainieren und um die Fettverbrennung anzukurbeln, laufe ich zusätzlich zum Workoutprogramm so oft ich kann und bringe so meinen Kreislauf in Gang.

Nehmen Sie Haltung an

Wenn Sie einen Raum betreten, z. B. ein Restaurant, fliegen Ihnen dann die Blicke zu? Falls nicht, liegt das garantiert nicht an Ihrem Aussehen, an Ihrem Alter oder an Ihrer Figur. Der einzige Grund ist eine falsche Haltung. Präsenz hat nichts mit Geschlecht, Größe, Alter oder Aussehen zu tun. Ihre Wirkung auf andere bestimmen allein Sie selbst, vor allem mit Ihrer Körpersprache.

Überprüfen Sie sich

Falls Sie Fotos oder Videos haben, die Sie auf einer Familienfeier ganz entspannt zeigen, dann prüfen Sie einmal Ihre Haltung. Stehen Sie aufrecht oder machen Sie den Rücken rund? Nehmen Sie die Schultern zurück oder fallen diese nach vorne? Tragen Sie das Kinn hoch oder gesenkt? Unbewusst verrät jeder Mensch durch seine äußere Haltung etwas über seine innere Haltung.

So optimieren Sie Ihre Haltung

Stellen Sie sich vor einen großen Spiegel und checken Sie Ihre Haltung. Dann korrigieren Sie die Fehler folgendermaßen: Nehmen Sie Ihre Hände hinter dem Rücken fest zusammen. Strecken Sie die Arme gegen den Widerstand und ziehen Sie die Hände vom Körper weg. Dadurch nehmen Sie automatisch Ihre Schultern zurück und heben die Brust. Lösen Sie nun die Arme, ohne die Haltung zu verändern. Kippen Sie das Becken ein bisschen nach vorne. Dann strecken Sie noch den Kopf in die Höhe und heben dabei Ihr Kinn. Lächeln Sie Ihrem neuen Spiegelbild zu. Jetzt haben Sie eine perfekte Haltung. Und wenn Sie so irgendwo auftauchen, drehen sich garantiert alle nach Ihnen um.

Korrigieren Sie auch Ihre Haltung beim Sitzen. Vermeiden Sie einen Rundrücken und kippen Sie das Becken nach vorne. Egal, ob Sie beim Essen sitzen oder vor dem Computer, denken Sie immer dran: Der Rücken ist gerade. Wenn Sie lange eine falsche Haltung eingenommen haben, ist die aufrechte Position ungewohnt, vielleicht sogar unbequem. Die Bauch- und Rückenmuskeln müssen erst wieder in die richtige Form kommen. Ein jahrelange schlechte Haltung führt nämlich zu

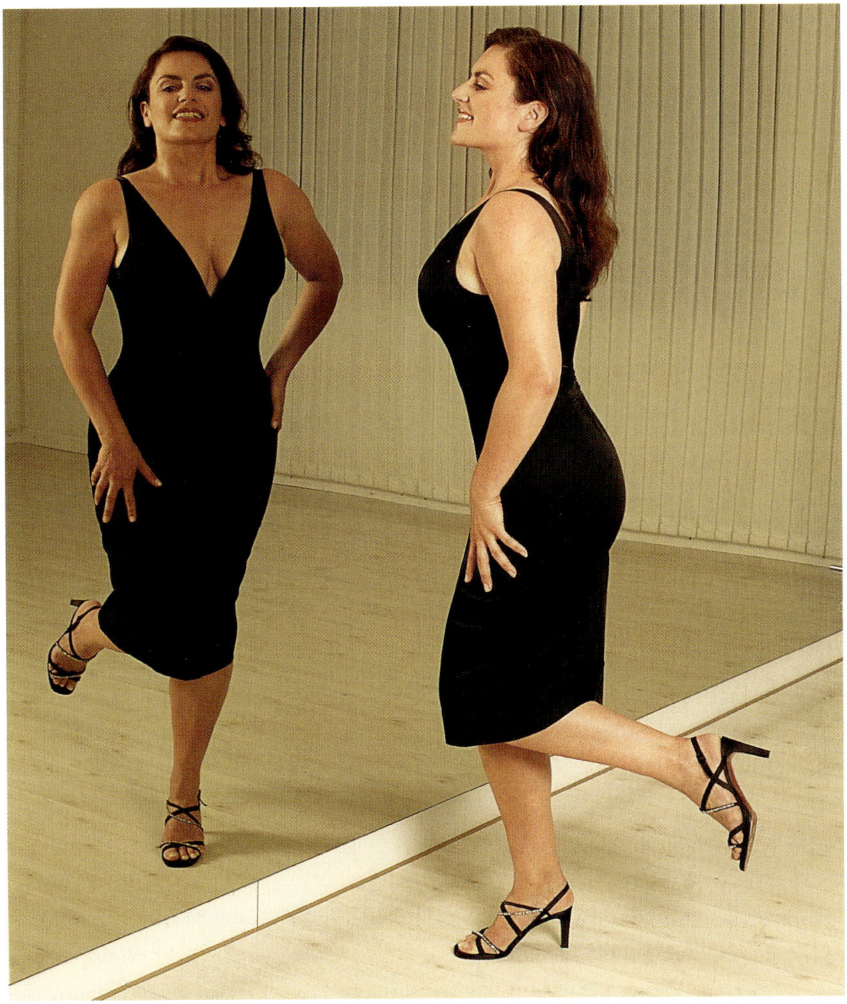

Richtig! So sieht eine perfekte Körperhaltung aus. Denken Sie bei Ihrer Haltung an die Top-five: 1. Kinn hoch, 2. Brust raus, 3. Schultern zurück, 4. Bauch rein, 5. Becken gerade.

Verspannungen. Die Muskeln am Rücken und an den Schulter sind ausgeleiert, die Bauchmuskeln verkürzt. Wenn Sie jedoch regelmäßig Ihren Körper durch ein Work-out in Form bringen, werden Ihre Muskeln es Ihnen danken und eine gute Haltung ist garantiert.

Ausstrahlung beginnt im Kopf

Ihr Aussehen, Ihr Auftreten und Ihre Wirkung bestimmen Sie selbst. Als Vollweib lege ich großen Wert auf meinen Auftritt. Der Beruf bringt das natürlich mit sich, aber auch Nicht-Schauspielerinnen sollten sich ihrer Wirkung bewusst werden und damit spielen. Denn ob ich von innen heraus leuchte oder glanzlos wirke, hängt ganz allein von mir selbst ab. Deswegen mein Tipp: Trainieren Sie Ihre Ausstrahlung.

Das Jetzt zählt

Kennen Sie das Gefühl: An manchen Tagen könnte man die Welt umarmen. Alles scheint zu stimmen. Man genießt jede Sekunde, fühlt sich rundherum wohl, und die Umwelt reagiert wohlwollend darauf. An diesen Tagen gelingt alles. Ein Vollweib versucht jeden Tag zum Feiertag zu machen. Gute Laune ist kein Zufall. Ich versuche in der Gegenwart zu leben und den Augenblick zu genießen. Die Vergangenheit ist passé und was die Zukunft bringt, kann mir noch nicht einmal das Horoskop verraten. Das Jetzt zählt. Der Dalai Lama sagt: »Wenn ich Tee trinke, dann trinke ich Tee.« Das klingt so einfach, aber es ist doch sehr schwer. Versuchen Sie es einmal mit einer Tasse Tee oder Kaffee. Sie werden merken, wie schnell die Gedanken abschweifen und Sie vergessen, was Sie gerade tun. Die Konzentration auf den Augenblick ist eine Kunst und absolut erstrebenswert. Ich versuche, alles was ich tue, mit ganzem Herzen und voll konzentriert zu tun. Für meinen Beruf ist das unabdingbar. Man kann nicht nur ein bisschen schauspielern. Vor der Kamera zu stehen heißt, mit Kopf, Geist und Seele dabei zu sein. Aber das gilt auch für alle andere Dinge des Lebens.

Hingabe an den Augenblick

Sie haben das bestimmt auch schon einmal erlebt: Sie tun etwas, vielleicht im Beruf, im Garten oder im Haus, und um Sie herum gibt es nichts anderes mehr. Ihre gesamte Aufmerksamkeit ist bei dem, was Sie gerade tun. Das ist Hingabe, neudeutsch nennt man das »Flow«. Nichts kann einen aus der Ruhe bringen oder

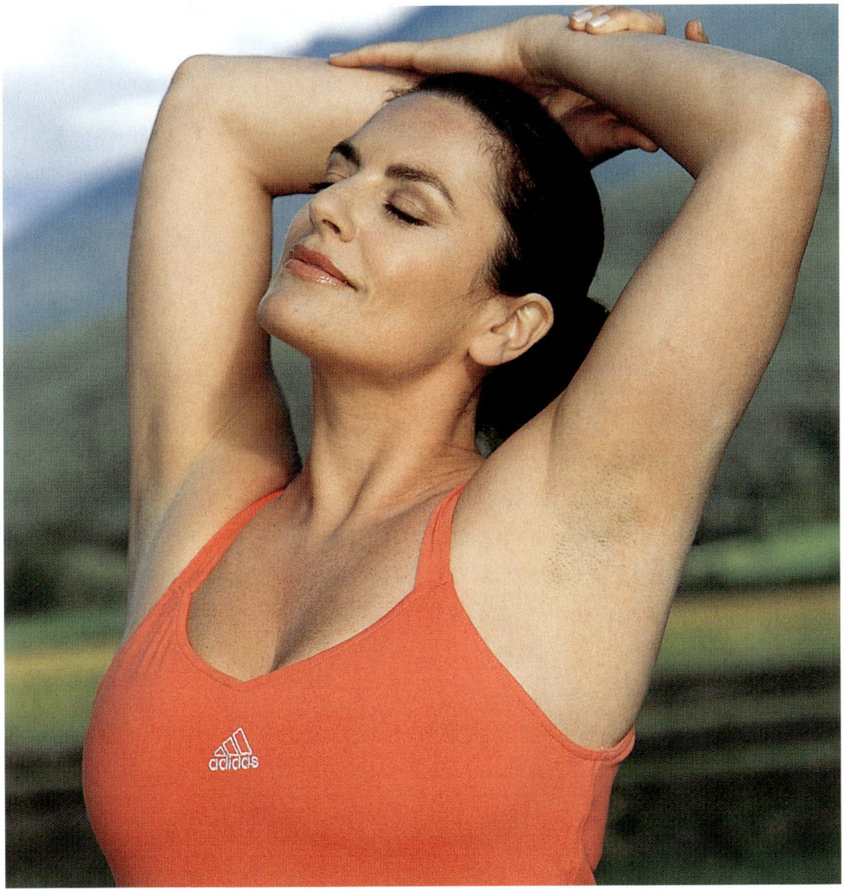

Gute Laune ist kein Zufall. Jeder kann selbst etwas für sein Wohlgefühl tun.
Das beste Rezept: Sport, denn er hebt die Stimmung.

stören. Man überhört es sogar, wenn man angesprochen wird. Man ist einfach total versunken in die Arbeit. Beim Sport kann man dieses Fließen besonders intensiv erleben. Ich genieße den Flow beim Laufen oder wenn ich meinen Workout mache. Ich bin dann ganz bei mir. Sich dem Moment und dem, was man tut, hinzugeben, zeichnet ein Vollweib aus. Und das bezieht sich nicht nur auf das, was ich tue, sondern auch auf mein Gegenüber. Wenn ich mit einem Menschen rede, dann konzentriere ich mich auf ihn, schaue ihm in die Augen. Das gebietet nicht nur die Höflichkeit, es ist die Konsequenz dessen, was ich zu leben versuche: ein Vollweib mit magischer Ausstrahlung zu sein. Erfolg im Beruf und im Privaten resultiert aus dieser Einstellung.

Seien Sie authentisch

Den Moment wahrzunehmen, heißt, sich für Menschen, Aktionen, Ideen und Ereignisse zu begeistern. Ein Vollweib entscheidet mit dem Bauch und ist deswegen authentisch. Nicht das Kalkül, sondern das Gefühl lenkt mich. Deswegen reagiere ich spontan und direkt. Und das steckt die anderen an. Das ist auch der Grund dafür, weshalb ich die mediterrane Lebensart liebe, denn die Menschen in südlichen Ländern sind laut und heftig, emotional und temperamentvoll. Sie zeigen, was in ihnen vorgeht, verstecken ihre Gefühle nicht. Authentische Menschen wirken immer faszinierend auf andere. Was hat die, was ich nicht habe, fragt man sich automatisch, wenn man einen solchen Menschen trifft.
Als Schauspielerin muss ich auf der Klaviatur der Gefühle spielen, aber ich kann nur glaubhaft darstellen, was wirklich in mir ist. Schönheit von innen ist deshalb keine bloße Redensart. Lebendigkeit, Temperament, Gefühl – die Attribute des Vollweibs – kommen aus dem Innern. Und wenn ich sie herauslasse, kann sich niemand ihrer Wirkung entziehen. Testen Sie es!

Wenn ich etwas wirklich aus ganzem Herzen möchte, dann setze ich alles dafür in Bewegung. Ich brenne dann für diese Idee. Und das steckt andere an.

Äußerlichkeiten sind nicht alles

Ich hadere nie mit meiner Figur. Klar sind andere Frauen größer, schlanker, jünger und, und, und ... Aber ich bin ein Vollweib mit Stärken und Schwächen. Und oft sind gerade die Schwächen besonders anziehend. Als das Supermodel Cindy Crawford mit dem Modeln begann, riet man ihr, das Muttermal über der Lippe entfernen zu lassen. Sie blieb sich treu und ihr angeblicher Schwachpunkt wurde zum Markenzeichen. Sie kennen bestimmt Menschen, die sehr klein sind, oder eine zu große Nase haben, aber über eine ungeheure Ausstrahlung verfügen. Solcher Charme macht sich nicht an Äußerlichkeiten fest. Und Sie kennen bestimmt auch jemanden, der unglaublich gut aussieht, aber total langweilig ist. Schönheit, Charme und Charakter gehören nicht zwingend zusammen. Wenn diese Attribute nicht mit Leben und Emotionen gefüllt sind, bleibt der Mensch langweilig.

Leben Sie bewusst

Vergessen Sie die vorgegebenen Schönheitsideale, seien Sie ganz Sie selbst. Und schielen Sie nicht neidisch auf das, was andere haben. Freuen Sie sich stattdessen, wenn Sie einer interessanten Frau begegnen und folgen Sie ihrem Beispiel. Werden Sie sich Ihrer Stärken bewusst und arbeiten Sie an den Schwächen. Eine tolle Ausstrahlung braucht kein glattes Gesicht, keinen superschlanken Body. Ihr Körper verrät unbewusst, wie es hinter der Fassade aussieht. Körpersprache kommt von innen und ist unverstellt. Wenn Sie sich nicht wohl in Ihrer Haut fühlen, drückt Ihre Haltung das aus. Ihre Mitmenschen verstehen unbewusst das Signal und ziehen sich vermutlich zurück. Natürlich ist man nicht jeden Tag in bester Stimmung. Aber das sollten Ausnahmetage sein, nicht der Alltag. Verdrossenheit ist mir ein Gräuel. Ein Vollweib freut sich an dem, was es ist und erreicht hat. Zum Glück gehört auch Zufriedenheit. Ich koste die Glücksmomente aus und erinnere mich an sie, wenn schlechte Laune aufkommen will. Menschen, die fröhlich sind, gehen aufrecht und ziehen nicht die Schultern nach vorne. Die Körpersprache hat Signalwirkung. Aber Sie müssen sich natürlich Ihres Körper auch bewusst sein. Deswegen trainiere ich meine Muskeln.

»Stutenbissigkeit« und Neid sind nicht erstrebenswert. Es sind unweibliche Eigenschaften, die einem Vollweib nicht entsprechen.

Muskeln sind sexy

Rund 400 Muskeln halten unser Skelett und ermöglichen uns die unterschiedlichsten Bewegungen. Die gesamte Muskulatur macht etwa 40 Prozent unseres Körpergewichtes aus. Wenn Muskeln regelmäßig zum Einsatz kommen, funktionieren sie bis ins hohe Alter und geben dem Körper Form, Präsenz und Ausstrahlung.

Ein Ausflug in die Physiologie

Muskeln bestehen aus Eiweiß, Wasser, Elektrolyten und aus unterschiedlichen Fasertypen. Es gibt Muskelfasern, die für die Schnellkraft zuständig sind, andere wiederum sind langsam und wirken beim Ausdauersport.

Wenn Sie trainieren, braucht der Körper dafür viel Energie. Diese kann er aus verschiedenen Quellen herstellen: entweder aus Zucker oder aus Fett. Wenn Sie sanft und lange trainieren, arbeitet der Muskel mit dem Sauerstoff, den Sie beim Atmen aufnehmen. Bei diesem so genannten aeroben Training holt sich der Körper die Power aus der Fettverbrennung. Das ist meine Art Sport zu treiben. Denn dann purzeln die Pfunde und man wird straff und schlank.

Muskeln formen den Körper

Sie kennen bestimmt schlanke Frauen, die trotzdem schwabbelig aussehen. Ein geringes Gewicht ist noch lange keine Garantie für eine schöne Figur. Denn nur Muskeln geben dem Körper Form. Ein regelmäßiger Workout modelliert den Körper. Das Argument, Muskeln seien unweiblich, zieht nicht als Ausrede. Bis wir Frauen einen männlich-muskulösen Oberarm bekommen, müssten wir so hart wie Leistungssportler trainieren. Es ist auch ein Märchen, dass Haut und Gewebe total erschlaffen, wenn man das Muskeltraining wieder einstellt. Gewebe ist elastisch und passt sich den Gegebenheiten an. Manche behaupten, dass man durch einen Workout zunehmen würde. Wenn die Waage aber nach einiger Zeit mehr Gewicht anzeigt, dann ist das nur die positive Wirkung des Trainings. Denn Muskeln sind schwerer als Fett. Und wenn Sie Ihre Pölsterchen verringern und durch straffe Muskeln ersetzen, dann kommen Sie Ihrer Traumfigur immer näher.

Mit zunehmendem Alter verlieren wir Muskelmasse. Dies ist ein natürlicher Vorgang, mit dem aber leider eine Zunahme an Fettgewebe einhergeht. Halten Sie den Prozess auf und treiben Sie Sport.

Fitness macht jung

Für immer jung, schlank und schön zu sein – davon träumen viele. Wer aktiv ist, kommt diesem Ziel ein großes Stück näher. Denn wer Sport treibt, abnimmt und Muskelmasse aufbaut, macht gleichzeitig auch eine Verjüngungskur. Nur Gewicht zu reduzieren bringt wenig. Hungerkuren können sogar schädlich sein. Hungern bedeutet nämlich Stress für den Körper, er kommt in eine Entbehrungssituation. Die Folge: Menschen, die sich mit Hungerkuren quälen, werden häufiger krank.

Durch die Fortschritte in der Medizin, bessere Hygiene und Ernährung hat sich die Lebenserwartung in den letzten hundert Jahren bereits verdoppelt. Es ist wissenschaftlich bewiesen, dass Normalgewichtige größere Chancen haben, sehr alt zu werden. Mein Traum ist es nicht unbedingt, 120 Jahre lang zu leben. Über solche Fanatiker kann ich nur schmunzeln. Aber im Alter gesund und fit zu bleiben, halte ich für absolut erstrebenswert. Eine gesunde Ernährung und Sport sind die Basis dafür.

Den Verfall des Körpers aufhalten

Schon ab dem 30. Lebensjahr geht es bergab. Alles, was dem Körper nicht gut tut, rächt sich sichtbar und spürbar. Und nicht nur für Schauspieler sind Gesundheit und Aussehen wichtig. Mit 18 oder 20 kann man noch ziemlich über die Stränge schlagen, aber ab 30 spürt man die Folgen deutlich. Zu wenig Schlaf, ungesunde Ernährung, Übergewicht, Nikotin, Alkohol und zu wenig Bewegung hinterlassen ihre Spuren – genauso wie Gesundheit und Glück, Erfolg und Zufriedenheit. Jeder entscheidet selbst, wie er sich im Alter fühlt und wie er aussieht. Ich persönlich habe vor, dass es mir gut gehen soll, und deshalb achte ich auf Gewicht und Ernährung.

Meine Mutter, inzwischen über sechzig, treibt viel Sport. Sie will ja auch weiterhin fit und in Form bleiben. Vor allem möchte sie aber damit die Osteoporose aufhalten. Diese schleichende Entkalkung der Knochen ist eine Folge des Älterwerdens, die durch regelmäßige Bewegung verlangsamt werden kann.

Wer keinen Sport treibt und mehr Gewicht als nötig mit sich herumschleppt, spürt die direkten Folgen sofort: Die Bewegungen fallen schwerer, Knie und Rücken schmerzen unter der Last, man kommt schneller aus der Puste und braucht öfter eine Pause. Folgekrankheiten kennen die Mediziner längst, z. B. Diabetes, zu hohe Cholesterinwerte und hohen Blutdruck. Überschüssiges Körperfett lagert sich im gesamten Körpergewebe ab. Es sitzt nicht nur sichtbar an Bauch, Po oder Hüfte. Fett versteckt sich auch in den Organen und hat eine Belastung des Herz-Kreislauf-Systems zur Folge. Das Risiko, einen Herzinfarkt oder Schlaganfall zu erleiden, steigt.

Die Gelenke werden stärker belastet und verschleißen schneller. Die Knochen verlieren schneller Kalk und werden brüchig, Arthrose und andere Gelenkschmerzen sind an der Tagesordnung. Arterienverkalkung, auch Atherosklerose oder Arteriosklerose genannt, ist eine normale Folge des Alterns. Die Wände der Arterien bekommen allmählich feine Risse, dort setzt sich Fett, z. B. in Form von Cholesterin ab. Im Lauf der Zeit verengen sich die Gefäße. Wie schnell das geht, hängt von Faktoren wie Vererbung, Lebensweise und Ernährung ab. Mit jedem Tag altern un-

sere Zellen, Organe und Arterien. Das Tempo dieses Alterungsprozesses bestimmen wir jedoch maßgeblich selbst.
Wer Bewegung zum Teil seines Lebens macht, profitiert von den »Nebenwirkungen«: Das Volumen des Herzens nimmt zu, Herz und Kreislauf funktionieren besser. Gleichzeitig sinken der Blutdruck, der Ruheplus, das »schlechte« LDL-Cholesterin und der Insulinspiegel. Die Zahl der roten Blutkörperchen steigt und die Durchblutung wird verbessert. Damit wachsen Ausdauer, Leistungsfähigkeit und Abwehr des Körpers. Ausdauersport hält die Gefäße elastisch und erhöht die Zahl der fettverbrennenden Enzyme. Damit geht das Abnehmen schneller und leichter. Auch die Gelenke arbeiten besser, wenn Sie bewegt werden. Und selbst Menschen, die bereits an Arthrose leiden, dürfen ihre Gelenke nicht schonen, denn die Gelenkknorpel bilden sich bei Stillstand zurück.

Cellulite – das Problem mit den Dellen

Jede zweite Frau über 30 leidet unter Cellulite. Die Fettzellen drücken sich durchs Bindegewebe und verursachen unschöne Dellen in der Haut.

Wie Cellulite entsteht

Cellulite ist ein typisch weibliches Problem, da das Bindegewebe der Frau anders angelegt ist als beim Mann. Das Gewebe soll sich nämlich während der Schwangerschaft dehnen können und ist deshalb nachgiebiger. Außerdem ist die weibliche Ober- und Lederhaut dünner als beim Mann, dafür sind die Fettzellen dicker. Sie können sich bis zum Zehnfachen ihres Volumens ausdehnen und sind durch das Bindegewebe nur locker vernetzt. Die weiblichen Sexualhormone (Östrogene) sorgen zusätzlich für ein weiches, dehnbares Bindegewebe und fördern außerdem die Bildung von Fettzellen und Wassereinlagerungen. Zu allem Überfluss produzieren die Fettzellen zusätzlich Östrogen, deswegen haben dicke Frauen einen höheren Östrogenspiegel als schlanke. Um diesem Problem beizukommen, muss man abnehmen. Ebenfalls genetisch bedingt haben Frauen mehr Unterhautfettgewebe als Männer. Der gesunde Körperfettanteil bei Frauen beträgt je nach Alter zwischen 21 und 35 Prozent, bei Männern hingegen nur zwischen 8 und 24 Prozent. Wenn man alle diese Grundlagen kennt und die Zusammenhänge versteht, wird klar, warum Frauen Cellulite bekommen. Es ist schlicht und einfach eine Folge der Weiblichkeit.

Wären Dellen chic, wären die meisten Frauen ziemlich glücklich. Aber anstatt das, was die Natur für den Fall einer Schwangerschaft so perfekt konzipiert hat, zu akzeptieren, leiden wir darunter und die Kosmetikindustrie verdient mit diesem »Makel« viel Geld.

Ob und wie stark bei Ihnen Cellulite auftritt, können Sie selbst ganz leicht feststellen. Wenn Sie die Haut am Oberschenkel, Po oder Bauch mit den Händen zusammendrücken und wabenförmige Dellen erscheinen, dann haben Sie leider die Anlage zur Orangenhaut. In der Folge werden allmählich immer mehr Dellen sichtbar werden.

Die Cellulite in Schach halten

Der Versuch, die ungeliebte Cellulite zu besiegen, ist ein Kampf, den wir Frauen nie ganz gewinnen können. Jedes Jahr werden Millionen mit Anti-Cellulite-Gels und -cremes umgesetzt, doch der Nutzen dieser Produkte ist zweifelhaft. Auch kosmetische Behandlungen wie etwa Bodywrapping oder Hitzetherapie bringen nur mäßigen Erfolg. Aber man kann das Gewebe durch Sport und Gewichtsreduktion straffen. Weniger Fettzellen bedeuten weniger Cellulite, ein festeres Bindegewebe verhindert, dass die Haut Wellen schlägt. Ich versuche, meine Figur durch Sport in Form zu halten. Und die Schwachstellen, die nun mal da sind, machen mir kein Kopfzerbrechen. Ich bin froh, eine Frau zu sein – mit allen Vor- und Nachteilen. Im Urlaub am Strand trage ich meinen Bikini oder Badeanzug mit der gleichen Selbstverständlichkeit wie die jungen Mädchen mit ihren Modelfiguren. Ich würde jedoch niemals die Hüllen ganz fallen lassen, oben ohne oder nur im String-Tanga baden. Ein gut sitzender Badeanzug ist tausendmal reizvoller als die totale Enthüllung. Fragen Sie einen Mann. Er wird es Ihnen bestätigen. Als Vollweib pflege ich das kleine Geheimnis, ein Teil von mir bleibt nicht öffentlich. Das gilt auch für die Schauspielerei. Kein Regisseur wird mich je dazu bringen, mich vor der Kamera auszuziehen. Denn das, was frau nicht zeigt, regt die Phantasie an.

Meine zehn Tipps gegen Cellulite

Wenn Sie der Frauensache Cellulite Herr werden wollen, sollten Sie folgende Fitnesspunkte beachten:

Alkohol und Nikotin sind Gefäßgifte, die das Entstehen von Cellulite fördern. Auch zu viel Sonne »dellt« die Haut.

1. **Abnehmen:** Ohne Fett keine Dellen. Je schlanker Sie sind, um so weniger wird die Cellulite sichtbar. Wenn Ihre Ernährung zu viel Fett und Zucker enthält, leisten Sie der Orangenhaut Vorschub. Wer aber versucht, mit Radikaldiäten Gewicht zu verlieren, erreicht genau das Gegenteil. Der Jo-Jo-Effekt setzt ein: Nach jeder Diät nimmt man mehr zu, als man abgenommen hat. Wie Sie sich richtig ernähren und welche Lebensmittel im Kampf gegen Orangenhaut unterstützend wirken, erfahren Sie ab Seite 132.
2. **Workout:** Muskeln stützen die Haut. Je mehr Muskeln Sie haben, desto geringer fällt die Cellulite aus. Der Workout bringt Bauch, Beine und Po in Form, strafft und modelliert. Meinen Anti-Cellulite-Workout finden Sie ab Seite 55.
3. **Stretching:** Wer viel sitzt, leidet häufig an verkürzten Oberschenkelmuskeln. Bewegungsarmut macht nicht nur die Muskeln steif. Sie führt auch dazu, dass die Durchblutung stockt. Und schlecht durchblutetes Gewebe neigt vermehrt zu Cellulite. Dagegen hilft besonders intensives Stretching. Die passenden Übungen finden Sie ab Seite 92. Dehnen Sie die Muskeln länger als nur 20 Sekunden. Halten Sie die jeweilige Position ruhig 30 bis 40 Sekunden.
4. **Laufen:** Kurbeln Sie ganz gezielt die Fettverbrennung an. Das funktioniert mit einem Ausdauertraining wie Laufen, Walken, Rad fahren oder Schwimmen. Wer z. B. lange läuft ohne sich dabei groß anzustrengen, verbrennt Fett. Das ist kein Geheimrezept, sondern wissenschaftlich erwiesen. Bei diesem Training geht man nur auf etwa 60 Prozent seiner Leistungsfähigkeit; der Puls bleibt zwischen 110 und 130. Wie Sie sich die Pölsterchen herunterlaufen können, lesen Sie ab Seite 77.
5. **Wechselduschen:** Indem Sie abwechselnd warm und kalt duschen und dabei den Wasserstrahl von unten nach oben, immer zum Herzen hinführen, fördern Sie eine stärkere Durchblutung. Wählen Sie dabei nach Kneipp lieber mäßige Temperaturen, nicht eiskalt, sondern kühl und nicht zu heiß, sondern nur warm. Heiße Duschen empfehlen sich nur, wenn man an Muskelkater oder Verspannungen leidet. Ansonsten gilt: je kälter desto besser. Probieren Sie es und spüren Sie die belebende Wirkung des kühlen Nass'.

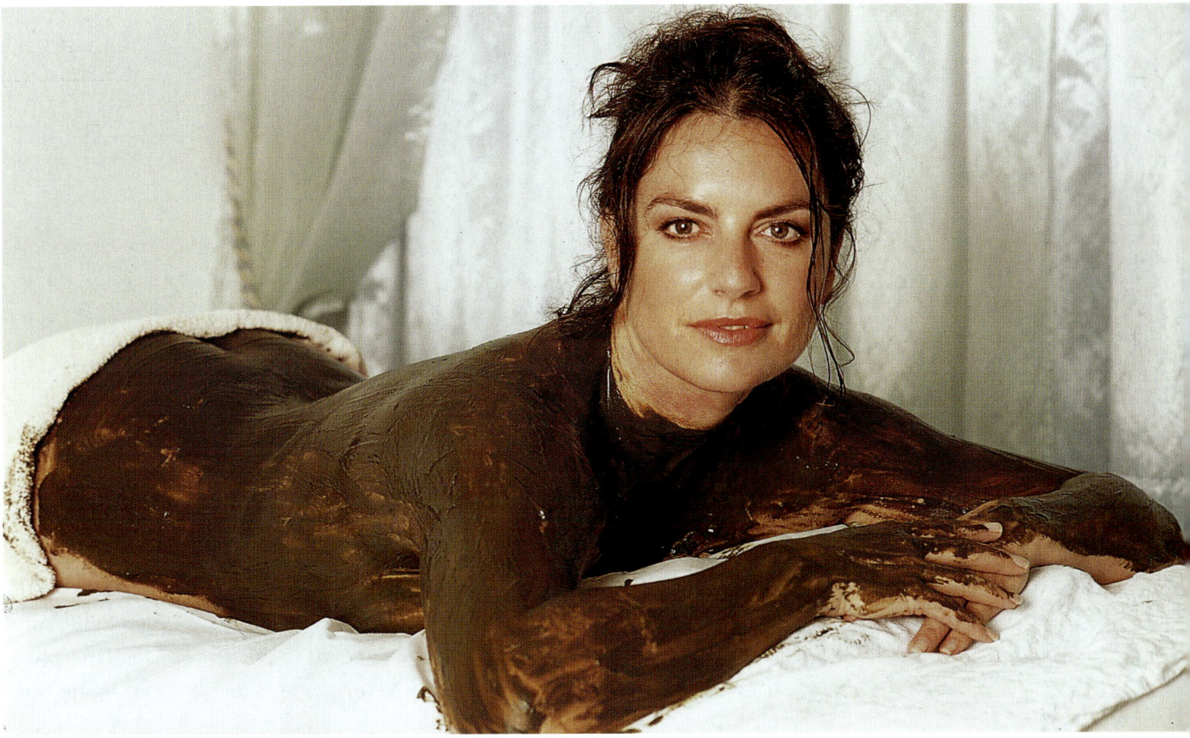

Behandlungen mit Thalsso wirken entschlackend und belebend und werden am besten vom Profi durchgeführt – wie hier im österreichischen Wellness-Hotel Schwarz in Mieming/Tirol.

6. **Massagen:** Sie können Dellen regelrecht wegmassieren, weil auch diese Methode die Durchblutung fördert. Massieren Sie mit einer Bürste aus Naturborsten beispielsweise Ihre Oberschenkel von den Knien aufwärts. Bürsten Sie fest, aber ohne Ihre Haut zu verletzen. Wenn Sie die Durchblutung der Haut so ankurbeln, sorgen Sie für einen besseren Abfluss der Lymphflüssigkeit. Das entschlackt und strafft Bindegewebe und Haut.
7. **Thalasso:** Diese Verwöhnkur gönne ich mir immer, wenn ich im Urlaub bin und Zeit habe. Die Behandlung mit Meerwasser und Algen bringt Mineralstoffe und Proteine des Meeres in die tiefsten Schichten der Haut. Das heizt den Stoffwechsel an.

8. **Sauna:** Ich liebe es, in die Sauna zu gehen. Saunieren ist ein wahres Wundermittel gegen die Orangenhaut: Es entspannt, wirkt positiv aufs Immunsystem, entschlackt beim Schwitzen und regt die Durchblutung an.
9. **Cremes:** Die Inhaltsstoffe in Anti-Cellulite-Cremes wirken zwar nur graduell, aber in der Kombination mit den anderen Maßnahmen verstärken sie die Wirkung. Achten Sie auf die folgenden Wirkstoffe:
   - Fruchtextrakte, z. B. aus Grapefruits, Äpfeln oder Kiwis, stimulieren den Zellaufbau.
   - Koffein, äußerlich angewendet, hält die Haut elastisch.
   - Ginko bringt die Mikrozirkulation der Haut in Schwung.
   - Das Enzym Q 10 wirkt als Jungbrunnen auf jede Hautzelle.
   - Rutin, Leptin und Diglukosyn bremsen die Einlagerung von Fett in den Zellen.
   - Gynäkologen und Anti-aging-Spezialisten verschreiben als Gegenmaßnahme auch Cremes mit Antöstrogenen oder mit Testosteron, weil Cellulite durch einen örtlichen Östrogenüberschuss entsteht.
10. **Absaugen:** Wer rund herum etwas zu viel Gewicht hat, für den kommt das Fettabsaugen nicht Frage. Hier hilft nur Bewegung und die Umstellung der Ernährung. Es gibt zwar mittlerweile sehr schonende Methoden, bei denen bis zu vier Litern Fett abgesaugt werden können. Aber das Absaugen macht aus einem dicken Menschen noch lange keine dünnen.

Cellulite ist kein rein kosmetisches Problem, über das wir uns ärgern. Es hat auch medizinische Folgen. Denn Cellulite bedeutet geschädigtes Gewebe.

Es gibt jedoch Frauen und auch Männer, bei denen Fettdepots an ganz bestimmten Stellen liegen. Sie haben rundherum eine schöne Figur, nur beispielsweise an den Außenseiten ihrer Oberschenkel sammelt sich das Fett. Solche so genannten Reiterhosen, aber auch Fettdepots am Unterbauch wird man kaum durch Diät oder Sport los. In solchen Fällen, bei denen das Fett punktuell abgesaugt wird, halte ich einen Eingriff absolut für vertretbar. Wenn Sie sich für einen solchen Eingriff entscheiden, sollten Sie sich unbedingt vorab gründlich über die Vor- und Nachteile informieren und sich von einem erfahrenen Arzt behandeln lassen. Denn wer diese Schönheitsoperationen – vielleicht weil sie dann etwas preisgünstiger ist – unsachgemäß durchführen lässt, wird vom Ergebnis enttäuscht sein: Die Beine sind dann zwar schlanker, haben aber wohlmöglich eine unregelmäßige Hautoberfläche; außerdem kann es zu unschönen Narben kommen.

20 Gründe für Ihr Fitnesstraining

Es fällt Ihnen schwer, sich aufzuraffen? Dann überzeugen Sie vielleicht diese 20 Argumente für mehr Bewegung in Ihrem Leben. Und Sie wissen ja: Jeder Weg beginnt mit dem ersten Schritt.

1. Sport macht Laune, weil der Körper dabei das Stimmungsbarometer auf »Hoch« umstellt. Innere Prozesse beim Workout stimulieren die gute Laune.
2. Sport erhöht den Kalorienbedarf kurzfristig, weil Sie mehr Energie verbrauchen, und langfristig, weil Sie Muskelmasse aufbauen. Dadurch erzielen Sie einen höheren Grundumsatz. Wenn Sie Ihre Ernährung darauf einstellen, purzeln die Pfunde. Das macht Lust auf den Sommer und den neuen Bikini.
3. Sport hilft gegen Cellulite. Bewegung verstärkt die Durchblutung, entschlackt und strafft das Bindegewebe. Das lässt den Dellen kaum eine Chance.
4. Sport stoppt Schlafprobleme. Das Training lässt Sie besser und tiefer schlafen. Und nach dem erholsamen Schlummer erwachen Sie am nächsten Morgen erfrischt und munter.
5. Sport lindert Depressionen. Untersuchungen haben ergeben, dass regelmäßiges Training vor depressiven Verstimmungen schützt und auch die Behandlung von Depressionen unterstützt.
6. Sport hilft gegen Menstruationsbeschwerden. Fragen Sie Ihren Frauenarzt.
7. Sport wirkt wie ein Jungbrunnen. Das Training hält Herz und Kreislauf in Schwung, kurbelt Stoffwechsel und Entgiftung an und wirkt gegen die Freien Radikale im Körper, die den Alterungsprozess beschleunigen.
8. Sport kräftigt die Knochen. Wer seine Muskeln regelmäßig arbeiten lässt, regt die Knochenzellen an. Das schützt im Alter vor Osteoporose.
9. Sport beseitigt Rückenschmerzen. Falsche Haltung, schlaffe Muskeln, mangelnde Bewegung und zu viel Gewicht sind die Hauptursachen für Rückenprobleme. 80 Prozent der Beschwerden verschwinden durchs Training von selbst. Die Bandscheiben danken es Ihnen und bleiben geschmeidig.
10. Sport entgiftet. Giftstoffe und Schlacken werden durchs Schwitzen schneller abtransportiert. Das hilft Ihnen ganz fix wieder auf die Beine – auch nach einer langen Partynacht.

11. Sport hält gesund. Regelmäßige Bewegung und Workouts senken den Cholesterinspiegel und das Risiko, dass sich Gallensteine bilden. Schon ein leichter Gewichtsverlust durch Sport reduziert die Gefahr, an Diabetes Typ II zu erkranken, um 60 Prozent.
12. Sport trainiert die Gelenke. Der Knorpelstoffwechsel funktioniert besser und die Gelenke bleiben beweglich und geschmeidig. Deshalb leiden Sportler seltener unter Arthrose.
13. Sport stärkt die Abwehr. Mit dem Training steigt die Zahl der Fresszellen im Körper. Gut fürs Immunsystem, so haben Bakterien und Viren kaum noch eine Chance.
14. Sport schützt vor Krebs. Bei Frauen sinkt durch Aktivität der Östrogengehalt und damit das Risiko, an Brustkrebs zu erkranken. Wissenschaftler haben festgestellt, dass sich die Wahrscheinlichkeit, Darmkrebs zu bekommen, bei sportlich aktiven Menschen um die Hälfte reduziert.

Die Devise »Sport ist Mord« ist Unsinn. Das Gegenteil ist richtig: »Kein Sport ist Mord«. Wer sich nicht bewegt, wird schneller dick, alt und krank.

15. Sport macht schön. Trainierte Muskeln, gute Haltung, schlanke Figur und strahlender Teint sind die Folge eines regelmäßigen Trainings. Nicht umsonst absolvieren Popstars wie Madonna oder Anastacia einen harten Workout und zeigen bei Bühnenauftritten stolz ihre Muskeln.
16. Sport beendet die Wetterfühligkeit. Der Körper passt sich durch das Training problemlos an Wetterumschwünge an. Kopfschmerzen und Unwohlsein verschwinden von selbst.
17. Sport mobilisiert während und nach der Schwangerschaft. Frauen, die während der neun Monate und nach der Entbindung Sport treiben, verarbeiten die Folgen von Schwangerschaft und Geburt besser und erholen sich schneller – auch was die Figur betrifft.
18. Sport macht schlau. Bewegung regt gewisse Hormone an, die den Strom der Gedanken sprudeln lassen. Beim Training kommen gute Ideen, was Sie auch beruflich voranbringen kann. Während der Schwangerschaft unterstützt der Sport das Hirnwachstum des Kindes.
19. Sport macht gelassen. Bereits ein leichtes Training baut Stress ab, entspannt und stärkt das Nervenkostüm. Wenn andere durchdrehen, sind Sie immer noch die Ruhe selbst.
20. Sport macht Lust auf mehr Sex, weil er das Körpergefühl und somit auch die Libido steigert.

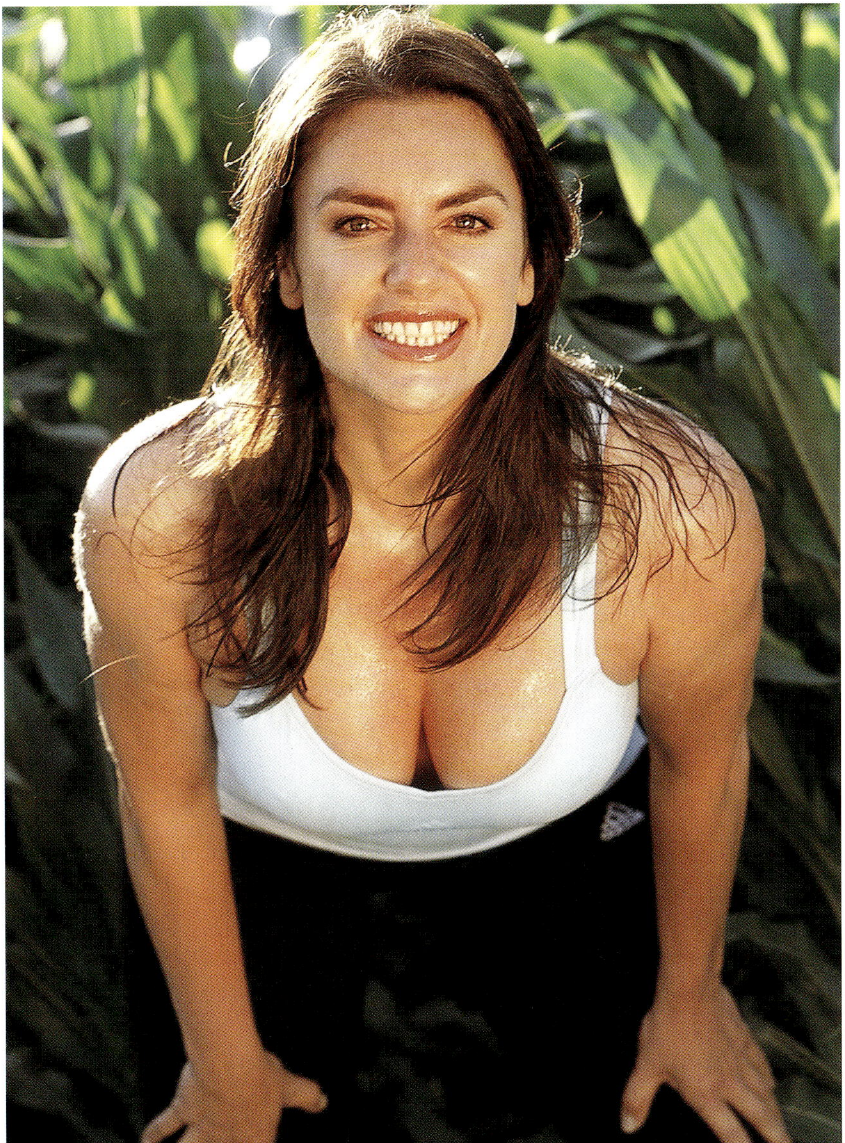

Schwitzen ist sexy. Wer seinen Puls täglich einmal auf 130 bringt und ins Schwitzen kommt, steht schon auf der Seite der Sieger.

Der Geist ist willig …

Natürlich könnte ich jetzt 20 Punkte nennen, mit denen Fitnessmuffel gegen Sport argumentieren. Die Hauptausrede von vielen lautet: »Ich habe keine Zeit, ich habe sowieso schon genug um die Ohren.« Oder aber man macht sich vor, die Anfahrt zur Sportstätte sei zu weit, das Wetter gerade zu schlecht oder man müsse ganz dringend einige andere Dinge erledigen. Ehrlicher ist dagegen das Argument: »Ich schaffe es einfach nicht, mich am Abend noch aufzuraffen.« Wenn Sie mit dem, was Sie im Spiegel sehen, rundherum zufrieden sind, wunderbar. Aber fragen Sie sich auch, wie Ihre Formen in zehn Jahren aussehen werden – ganz ohne Sport? Sie wollen doch schließlich auch im Jahr 2013 und danach noch so gut aussehen wie jetzt, oder? Ohne Fleiß kein Preis: Deswegen kann ich Sie nur zum Mitmachen einladen.

Leider haben Muskeln nur ein »Kurzeitgedächtnis«. Wenn Sie einmal pro Woche Ihre Muskeln trainieren, bringt das rein gar nichts. Die Wirkung zeigt sich erst bei häufigerem, regelmäßigem Training.

Die Einstellung ist entscheidend

Versuchen Sie einfach, den Workout nicht als Pflicht, sondern als Vergnügen zu betrachten. Es ist ein Geschenk an Sie und an Ihren Körper, das sich langfristig bezahlt macht. Der Mensch ist ein Gewohnheitstier. An regelmäßige Handlungen gewöhnen wir uns, bis sie zur Selbstverständlichkeit werden. Das gleiche gilt für den Sport. Wenn Sie Sport in Ihr Leben einbauen wie das tägliche Zähneputzen, dann wird er irgendwann zu einer Gewohnheit, von der Sie nicht mehr lassen wollen. Freuen Sie sich darauf. Denn in diesen Minuten widmen Sie sich ganz und gar nur sich selbst. Dieser »Egoismus« tut gut, vor allem, wenn Familie und Job einen ständig fordern, und kaum Zeit für eigene Unternehmungen bleibt. Sie werden jedoch auf Dauer nur weitermachen, wenn Ihnen die Bewegung auch wirklich Spaß bringt. Wenn Sie nur ein lästiges Pflichtprogramm absolvieren, geben Sie garantiert über kurz oder lang auf.

Setzen Sie sich realistische Ziele. Falscher Ehrgeiz erzeugt wieder nur Stress und Enttäuschung, wenn man das zu hoch gesteckte Ziel nicht erreicht. Das wichtigste am Sport ist nämlich, dass der Spaß an erster Stelle steht. Natürlich ist aller Anfang schwer. Die eigene Schwerkraft will überwunden sein. Auch mit dem Durchhalten ist das so eine Sache.

So halten Sie durch

Für Einsteiger kann ich als Trost sagen: Es gibt wirklich fast jedem so, dass er bei den ersten Trainingsversuchen schnell erschöpft ist und keinerlei Lust hat, weiterzuüben. Haben Sie die ersten vier Wochen durchgehalten und drei- bis viermal pro Woche Sport getrieben, fällt es mit jedem weiteren Training leichter, den inneren Schweinehund zu überwinden. Denn allmählich gewöhnt sich Ihr Körper an den Sport und fordert ihn nun ganz von selbst. Mein Rat: Seien Sie anfangs hart gegen sich selbst, erlauben Sie sich in den ersten vier Wochen keine Ausnahmen. Verschieben Sie kein Training auf den nächsten Tag. Wenn Sie sich so gar nicht gegen Ihren inneren Schweinehund wehren können, dann bewegen Sie sich wenigsten zehn Minuten. Gehen Sie einmal um den Block oder machen Sie ein leichtes Stretching. Gar nichts bringt es, wenn Sie sich vormachen, Sie würden das ausgefallene Training am nächsten Tag nachholen, indem Sie doppelt so lange üben. Damit überfordern Sie sich und werfen die Flinte schließlich ganz ins Korn. Geben Sie aber der Versuchung zum Faulenzen keinen Raum, und raffen Sie sich zumindest zu einigen Übungen auf.

Ihr Körper wird schnell die wohltuende Wirkung von regelmäßigem Sport spüren und eine Fortsetzung fordern.

Oft helfen auch gewisse Stimmungsmacher. Hören Sie beim Sporteln einfach eine tolle Musik – im Fachhandel gibt es sogar spezielle Sampler, die extra für Workouts zusammengestellt wurden –, oder tragen Sie ein super Outfit, in dem Sie sich richtig wohl fühlen. Auch der Ort, an dem Sie trainieren, kann stimulieren. Wer nicht gerne allein trainiert, sucht sich am besten gleich »Mitturner«. Motivieren Sie Ihre Familie, Freunde und Arbeitskollegen zum Mitmachen oder melden Sie sich in einem Sportverein oder Fitnessclub an. Gemeinsam übt es sich gleich doppelt so leicht und das Training bringt auch mehr Spaß.

Wenn Ihnen Disziplin schwerfällt, dann sollten Sie sich feste Termine vornehmen. Übersehen Sie bei Ihrem Zeitplan nicht, ob Sie ein Tag- oder Nachtmensch sind. Manche trainieren lieber am Morgen, andere hingegen am Abend. Jeder Körper hat seinen eigenen biologischen Rhythmus, auf den man Rücksicht nehmen muss. Warum sollten Sie sich im Frühtau zum Laufen zwingen, wenn es Ihnen am Abend viel leichter fällt. Und genauso, wie Sie sich Trainingstermine vornehmen, sollten Sie auch Pausen und Erholungsphasen festlegen. Denn wer sich anstrengt, darf sich auch belohnen. Lassen Sie dann die Seele baumeln und genießen Sie die Muße von ganzem Herzen. Denn jetzt haben Sie es sich verdient.

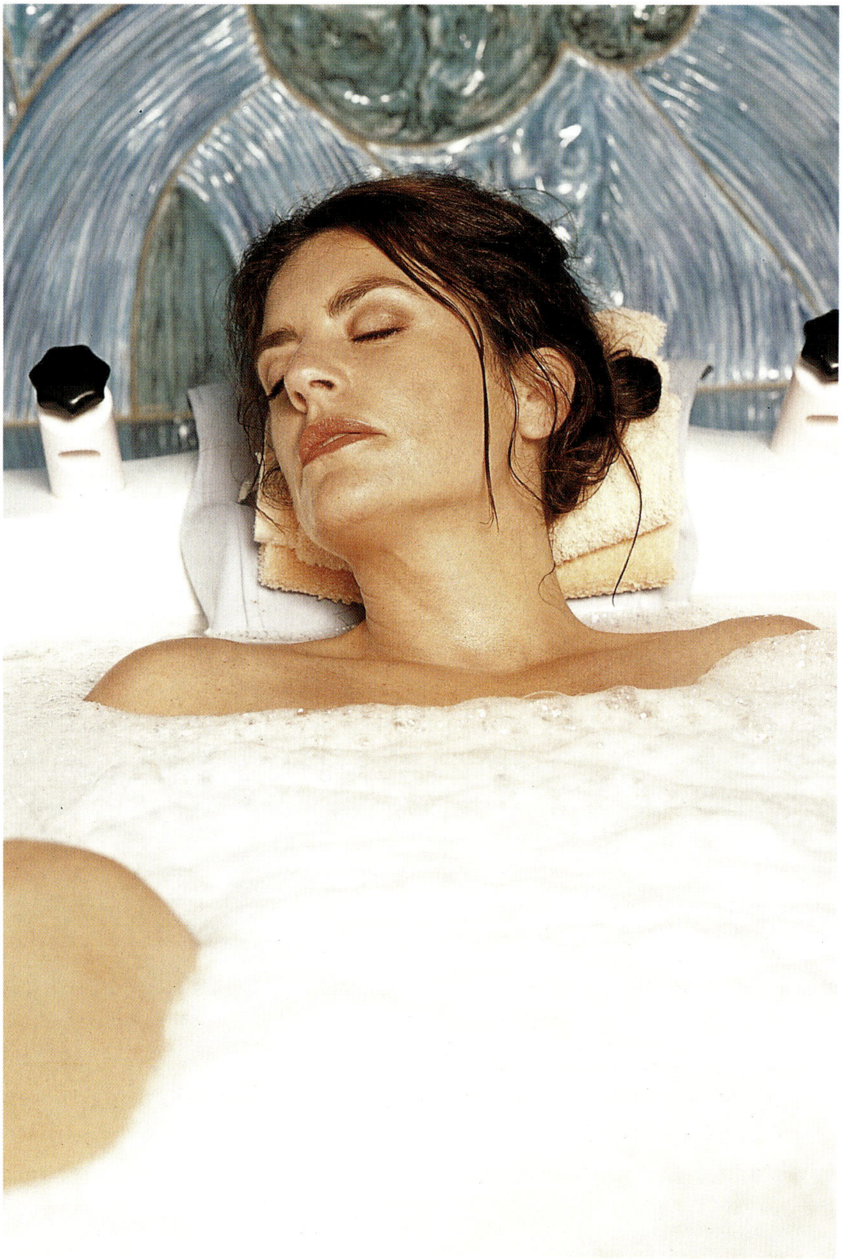

Ein heißes Bad nach dem Workout lockert die Muskulatur, entspannt den Körper und lindert den Muskelkater.

Muskelkater – der Tag danach

Ist das der Dank für Ihre Anstrengungen? Endlich haben Sie sich aufgerafft und Sport gemacht und schon packt Sie der Muskelkater. Das Treppensteigen wird zur Qual, jeder Schritt tut weh. Trösten Sie sich, der Muskelkater ist eine der häufigsten Verletzungen im Freizeitsport und erwischt jeden irgendwann einmal – Einsteiger genauso wie Cracks.

Woher kommt der Schmerz?

Die Muskeln reagieren mit Schmerz auf ungewohnte oder übermäßige Belastung. Dahinter stecken winzige Verletzungen in den Muskelfasern, die aber zu keinen bleibenden Schäden führen. Diese kleinen Risse sind nur unter dem Mikroskop sichtbar, aber sie können höllisch zwicken. Für Sie ist das ein wichtiges Signal: Ein Muskel, der schmerzt, war zu schwach und Ihr Training war zu anspruchsvoll.

So vermeiden Sie Muskelkater

Muskelkater lässt sich am besten durch ein wohl dosiertes Training verhindern. Geben Sie Ihrem Körper einfach genug Zeit, sich an die neue Anstrengung zu gewöhnen. Überfordern Sie Ihre Muskeln nicht durch Übereifer.

Das hilft gegen Muskelkater

Wenn Sie sich trotzdem steif wie »Pinoccio« fühlen, dann hilft ein heißes Bad garantiert. Entsprechende Badezusätze lockern die steife Muskulatur wieder auf. Genießen Sie die Wärme ein Viertelstündchen bei 37 Grad Celsius und schonen Sie die Muskeln am nächsten Tag. Leichtes Stretching und lockeres Laufen sind erlaubt und sogar sinnvoll, pausieren Sie aber einen Tag mit dem Workout. Und Finger weg von griffigen Massagen. Es reicht, wenn Sie Ihre Muskeln mit durchblutungsfördernden Mitteln wie Franzbranntwein einreiben. Für Homöopathie-Fans empfiehlt sich Arnika.

Die wichtigsten Tipps fürs Vollweib-Training

Bevor es richtig losgeht, möchte ich Ihnen noch ein paar Tipps an die Hand geben, damit das Vollweib-Training auch ein voller Erfolg wird.

Dehnen – Anfang und Ende jedes Workouts

Sie haben sicher schon einmal einen Hund oder eine Katze gesehen, die die Vorderbeine ausstrecken und den Rücken lang machen. Mit dieser Bewegung dehnt das Tier den ganzen Körper. Dehnen tut auch dem Menschen gut und gehört zum Sport wie das Schwitzen. Dehnen sorgt dafür, dass die Muskeln locker und geschmeidig werden und bleiben, löst Verhärtungen und fördert die Durchblutung. Mit dem Dehnen oder Stretching sollten Sie Ihren Workout beginnen und beenden. Es entspannt vor und nach dem Sport. Wichtig dabei ist, dass jede Dehnübung mit Ruhe durchgeführt wird. Ruckartige und schnelle Bewegungen sind hier fehl am Platz. Gehen Sie mit Gefühl in die Dehnung und wippen Sie nicht nach. Die Bewegung wird gehalten, der Rücken ist dabei immer gerade. Dabei spürt man ein leichtes Ziehen in der jeweiligen Muskelpartie. Sie selbst bestimmen die Dosis. Wenn der Muskel zittert, ist die Dehnung zu stark. Nehmen Sie sich etwa 10 bis 20 Sekunden Zeit für jede Übung. Halten Sie während des Dehnens nicht den Atem an, sondern atmen Sie gleichmäßig weiter. Mit der Zeit werden dadurch Muskeln, die sich verkürzt oder verhärtet haben, wieder geschmeidig.

Kein Sport ohne Entspannung

Zu einem Fitnessprogramm gehört immer auch die Entspannung und Erholung danach. Lassen Sie es sich gutgehen – auch nach dem Workout. Ich liebe es, nach dem Sport in die Sauna zu gehen. Das Hormon Serotonin, das für Schlaf und Regeneration sorgt, wird auch beim Saunieren verstärkt ausgeschüttet. Deswegen fühlt man sich nach einem Saunagang so wohl. Auch ein heißes Bad erfüllt diesen Zweck. Badezusätze fördern die Erholung. Hin und wieder gönne ich mir eine Massage, um die Muskulatur zu lockern. Außerdem kann ich dabei die Seele baumeln lassen. Manchmal reicht es mir aber schon, eine halbe Stunde auf der Couch zu dösen. Schließlich habe ich mir das nach dem Workout auch redlich verdient.

Wie viel Fitness braucht ein Vollweib?

Fitness ist ein Sammelbegriff für Ausdauer, Kraft, Beweglichkeit und Koordination. Deshalb sollten Sie für Ihre Fitness verschiedene Sportvarianten miteinander kombinieren. Ideal wären wohl sechs Tage die Woche mit je einer Stunde Ausdauer- und Krafttraining sowie Stretching. Aber wer hat schon so viel Zeit? Mein Motto lautet: so oft wie möglich. Zehn Minuten am Tag sind immer noch besser als gar nichts.

Wenn Sie überhaupt nicht an Sport gewöhnt sind, sollten Sie vor dem Start Ihren Hausarzt konsultieren und Ihr Vorhaben besprechen. Er sagt Ihnen, was und wie viel Sie sich zumuten können. Für alle »Vollweiber« gilt außerdem: Treiben Sie keinen Sport, wenn Sie krank oder verletzt sind. Das schadet Ihrem Körper und Wohlbefinden genauso wie Überanstrengung. Jedes Training braucht seine Zeit und Konzentration. Beim Workout wird jede Übung langsam und kontrolliert durchgeführt. Hektische Bewegung sind tabu. Muskeln können beim Workout brennen, sie dürfen aber nicht weh tun.

Und jetzt sollten Sie die Zügel in die Hand nehmen und loslegen! Viel Spaß mit meinen Übungen.

Die Meinung »no pain – no gain«, zu deutsch »ohne Schmerzen kein Erfolg« ist total falsch. Wer sich beim Sport überanstrengt, tut sich nichts Gutes.

Kombinieren Sie bei Ihrem Training drei Sportarten:

1. Workout als Krafttraining, um Ihre Muskeln zu stählen, Ihre Haltung und Figur zu formen und um gegen Rückenschmerzen, Osteoporose und Cellulite vorzugehen.
2. Ausdauer-Training, um Fett zu verbrennen und Ihr Herz-Kreislauf-System in Schwung zu bringen.
3. Stretching, um Ihre Muskeln elastisch zu halten, Ihre Beweglichkeit zu trainieren, Verletzungen vorzubeugen und als Warm-up vor dem Sport sowie als Cool-Down danach.

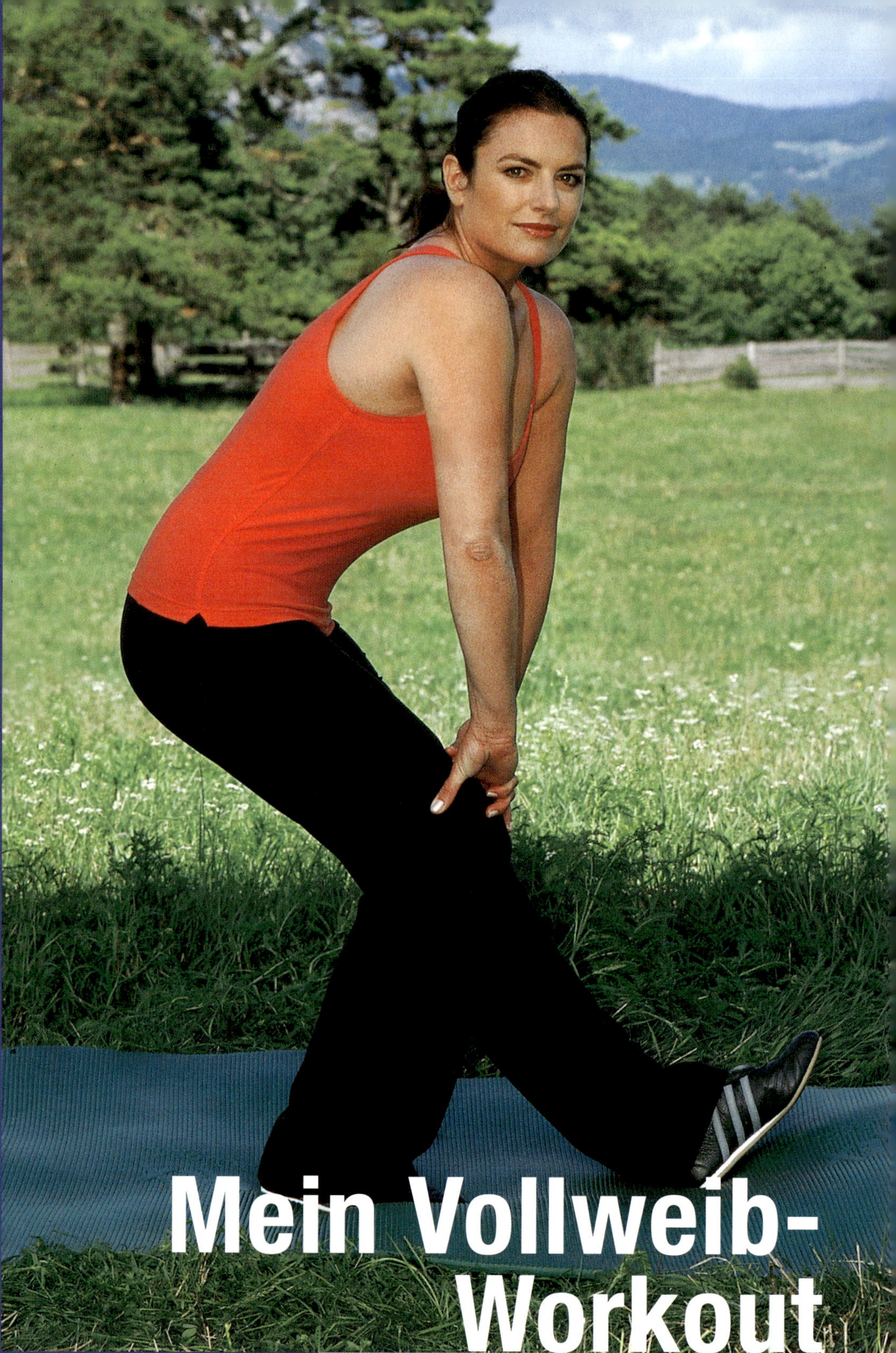

Mein Vollweib-Workout

Schlanke Formen leicht gemacht

In diesem Kapitel finden Sie meine Fitness-Übungen, mit denen Sie Ihre Muskeln »stählen« können. Das Workout-Programm verbessert Ihre Haltung, formt Ihre Figur, beugt Rückenschmerzen und Osteoporose vor, hilft gegen Cellulite und – last but not least – macht Spaß.

Ganzkörpertraining und Fitnesstest

Mit diesen ersten vier Übungen können Sie Ihre Muskeln trainieren und gleichzeitig auch einmal testen, wie fit Sie überhaupt sind. Damit finden Sie heraus, mit welchem Tempo Sie an die Workouts herangehen sollten. Je länger Sie die jeweilige Position halten können, ohne dass Ihre Muskeln zu zittern beginnen, um so besser sind Sie in Form. Sollten Sie eher schlecht abschneiden, keine Bange: Durch das regelmäßige Training werden Ihnen die Übungen schnell leichter fallen. Ich versuche, diese vier Übungen bei jedem Workout mit einzubauen.

Übung 1 – Ganzkörperspannung

Legen Sie sich auf den Bauch und stützen Sie sich auf den Unterarmen ab. Die Arme liegen schulterbreit und parallel nebeneinander. Stellen Sie nun die Füße hüftbreit auseinander und heben Sie Ihren Körper an ❶. Der Blick geht zum Boden. Der Körper bildet eine gerade Linie. Der Po wird nicht nach oben gestreckt, der Bauch hängt nicht durch. Stabilisieren Sie die Position, indem Sie alle Muskeln – vor allem an Bauch und Po – anspannen.

Wenn Sie die Position gerade mal fünf Sekunden halten können, wird es höchste Zeit, Ihr Fitnessprogramm zu starten. Wenn Schwäche und Zittern nach zehn Sekunden auftreten, dann ist Ihre Muskelform ganz gut, aber längst nicht optimal. Sie sollten in dieser Stellung schon über 20 Sekunden verharren können, ohne dass die Muskeln zu zittern beginnen. Sollte Ihnen diese Übung irgendwann einmal zu leicht werden, dann heben Sie einfach noch abwechselnd ein Bein in die Höhe.

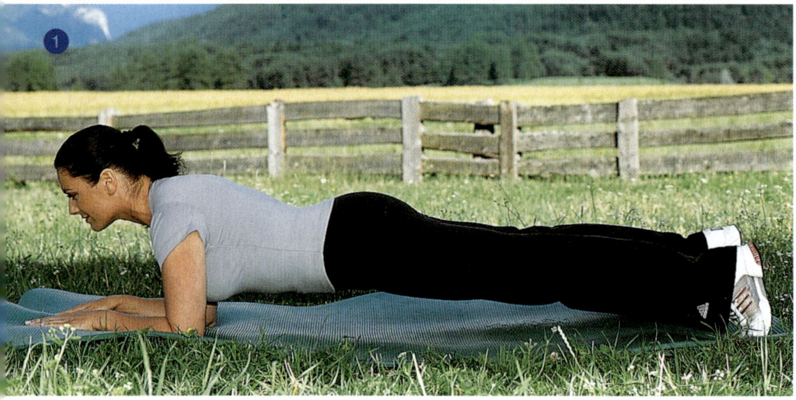
1

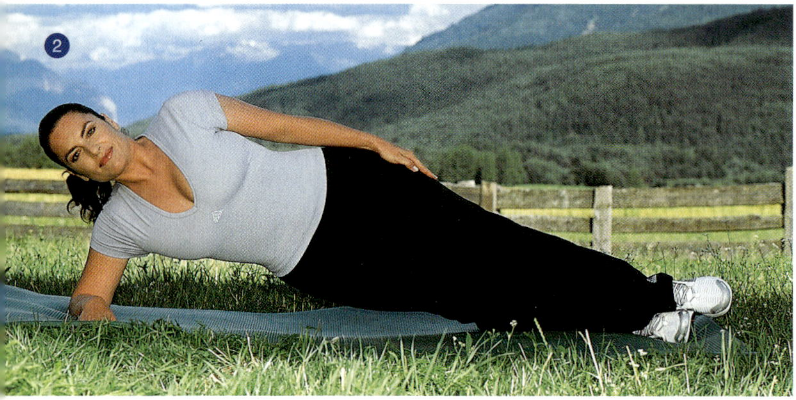
2

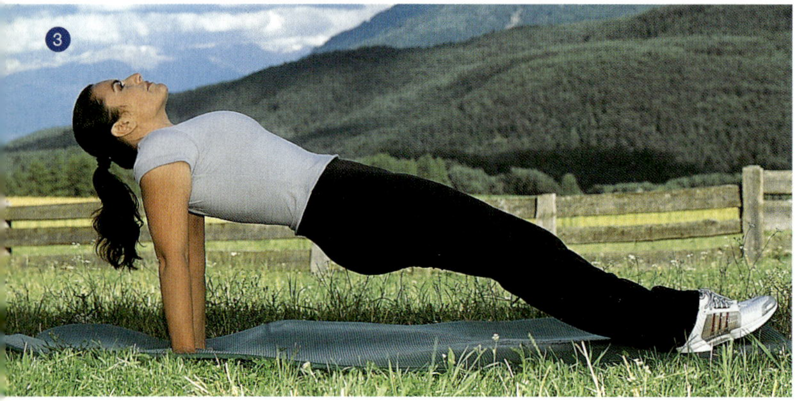
3

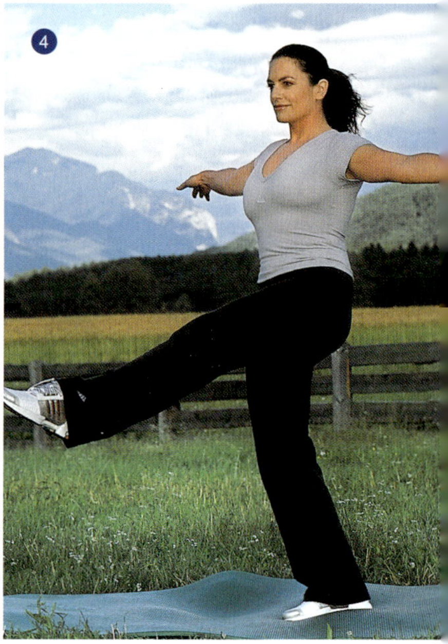
4

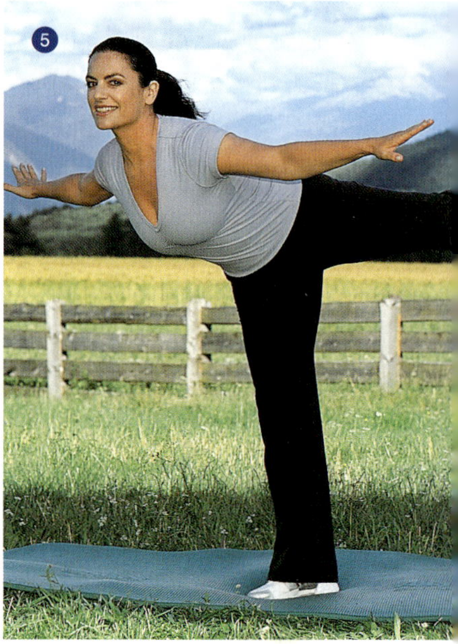
5

Übung 2 – seitlicher Stütz

Für diese Übung legen Sie sich auf die rechte Seite. Stützen Sie sich auf dem rechten Unterarm ab. Schulter- und Armgelenk bilden eine Linie. Dann heben Sie den Körper vom Boden ❷. Drücken Sie die Hüfte nicht zu hoch. Die Körperseite bildet eine Linie. Der linke Arm ruht auf dem Oberschenkel.
Wenn Sie die Position nur zehn Sekunden halten können, legen Sie eine Verschnaufpause ein und versuchen Sie es einfach noch einmal für einige Sekunden. Wenn das Zittern erst nach 20 Sekunden auftritt, dann sind Sie schon ziemlich fit. Perfekt ist Ihre Form, wenn Sie 30 Sekunden in der Stellung verharren können, ohne dass die Muskeln zu zittern beginnen. Versuchen Sie in diesem Fall mal, ob Sie auch zusätzlich das linke Bein anheben können. Nach einer kurzen Pause wiederholen Sie die Übung auf der linken Seite.

Übung 3 – hinterer Stütz

Setzen Sie sich auf den Boden. Der Rücken ist gerade, die Beine sind ausgestreckt. Ziehen Sie die Fußspitzen an. Stellen Sie die Hände hüftbreit hinter den Körper. Jetzt drücken Sie Ihren Po hoch ❸. Die Muskeln an Bauch, Rücken und Po sind angespannt. Die Vorderseite des Körpers bildet eine Linie. Korrigieren Sie Ihre Position, wenn der Po nach unten sinkt. Halten Sie diese Stellung 20 Sekunden. Wenn Ihnen diese Übung leicht fällt können Sie auch wieder ein Bein heben. Wenn Sie keine zehn Sekunden in dieser Stellung verharren können, dann heißt es üben, üben, üben!

Übung 4 – Koordination

Auf einem Bein kann man nicht stehen? Ich möchte Sie gerne vom Gegenteil überzeugen. Die Frage ist nur: Wie steht es um Ihr Gleichgewicht? Testen Sie es, indem Sie versuchen, auf einem Bein zu stehen ❹. Ziehen Sie ein Bein hoch und breiten Sie die Hände aus. Wenn das problemlos klappt, versuchen Sie das Gleiche mit geschlossenen Augen.
Eine dritte Variante ist, das Bein nun vor dem Körper auszustrecken. Es ist kein Fehler, wenn es in der Leiste zwickt, denn dann macht sich nur Ihr Hüftbeuger bemerkbar. Versuchen Sie es auch einmal andersherum: Strecken Sie das Bein nach hinten und beugen Sie den Rumpf zum »Flieger« ❺. Wenn Sie so 20 Sekunden stehen können, ist Ihr Gleichgewicht perfekt.

Mein Workout-Programm für jeden Tag

In meinem Workout gibt es für alle wichtigen Muskelgruppen eine eigene Trainingseinheit. Jede dieser Einheiten besteht aus mehreren Sätzen. Ein Satz wiederum setzt sich aus mehreren Wiederholungen zusammen. Zwischen den Sätzen gibt es eine kurze Erholungspause von 30 bis 60 Sekunden. Im Gegensatz zu Kraftsportlern mache ich nur zwei bis drei Sätze mit vielen Wiederholungen und ohne zusätzliches Gewicht. Das formt die Muskulatur, wandelt Fettpolster in Muskeln um, macht fit und strafft das Gewebe.

Wenn Sie dieses Training, das rund 30 Minuten Ihrer Zeit beansprucht, drei bis viermal pro Woche durchführen, zeigt sich die Wirkung bereits nach wenigen Wochen.

Workout für straffe Arme

Bei vielen Frauen hängt das Gewebe auf der Armrückseite unschön, weil der entsprechende Muskel nicht in Form ist. Der Grund: Wir setzen unseren Trizeps, den Muskel auf der Rückseite des Oberarmes, im Alltag viel zu selten ein. Aber schlanke und vor allem straffe Arme sind leicht zu erreichen. Sie müssen nur den Trizeps, aber auch den Bizeps, den Muskel auf der Vorderseite des Oberarmes, durch Training modellieren.

1. Zum Aufwärmen und Lockern der Muskeln beginnen Sie die Trainingseinheit mit Dehnübungen.

a) Stellen Sie sich aufrecht hin. Die Beine stehen hüftbreit auseinander, der Rücken ist gerade. Stretchen Sie zuerst Ihren Bizeps, indem Sie den rechten Am strecken. Die Innenseiten zeigt nach oben, der Handrücken zum Boden. Knicken Sie das Handgelenk leicht nach unten. Greifen Sie mit der linken Hand die rechte und biegen Sie deren Finger sanft nach unten ❶. Halten Sie diese Dehnung etwa 20 Sekunden. Dann wechseln Sie den Arm, um den anderen Bizeps zu dehnen.

b) Als nächstes dehnen Sie Ihren Trizeps. Strecken Sie einen Arm neben dem Kopf hoch und beugen Sie dann den Unterarm. Die Finger liegen locker hinter dem Kopf. Mit der anderen Hand greifen Sie über Kopf nach dem Ellenbogen und drücken und ziehen diesen sanft nach hinten ❷. Halten Sie diese Dehnung etwa 20 Sekunden lang.

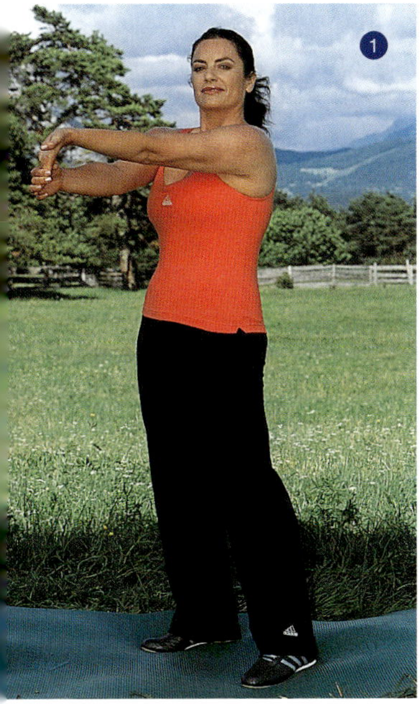

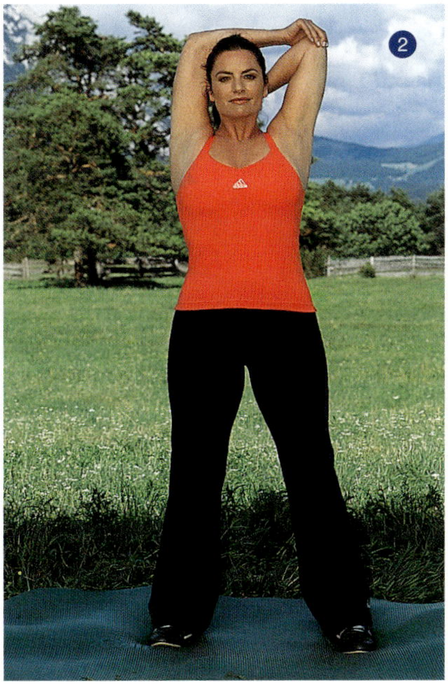

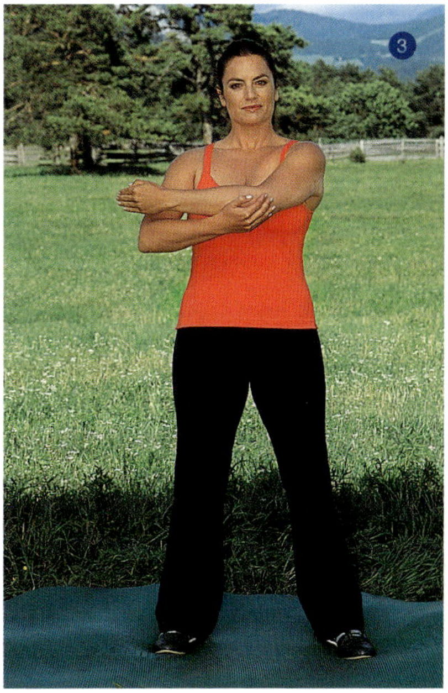

c) Zur Dehnung der Schultermuskulatur stehen Sie aufrecht und strecken einen Arm über die Brust zur Seite. Der andere Arm wird über dem gestreckten angewinkelt und sanft gegen den Unterarm gepresst ❸. Achten Sie dabei darauf, dass Sie die zu dehnende Schulter nicht hochziehen. Halten Sie die Dehnung 20 Sekunden, dann wechseln Sie den Arm.

2. Jetzt können Sie Ihr Armmuskeltraining beginnen.

a) Für das Bizepstraining stellen Sie sich aufrecht hin. Wer möchte, kann sich an eine Wand lehnen, denn dann bleibt der Rücken gerade. Ballen Sie Ihre Hände zu Fäusten, legen Sie die Oberarme eng am Körper an ❹.

Nun konzentrieren Sie sich auf Ihre Armbeuger. Spannen Sie diese Muskeln an und bringen Sie Ihre Unterarme langsam nach oben ❺. Die Bewegung geht bis zur Schulter und wieder zurück. Die Handgelenke bleiben dabei fest und werden nicht abgeknickt. Das wirkt nicht? Warten Sie's ab. Wenn Sie diese Übung korrekt ausführen, das heißt die Muskeln unter Spannung halten und die Bewegung so ausführen, als müssten Sie gegen einen Widerstand arbeiten, wird es zunehmend

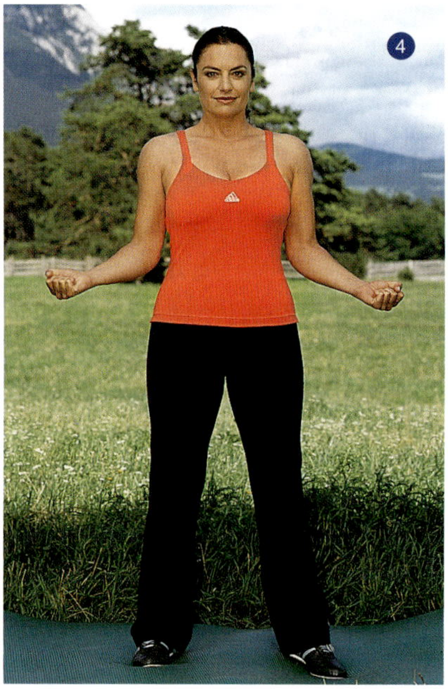

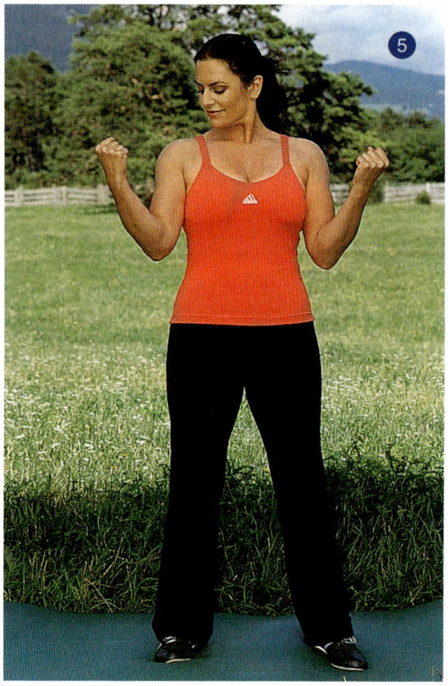

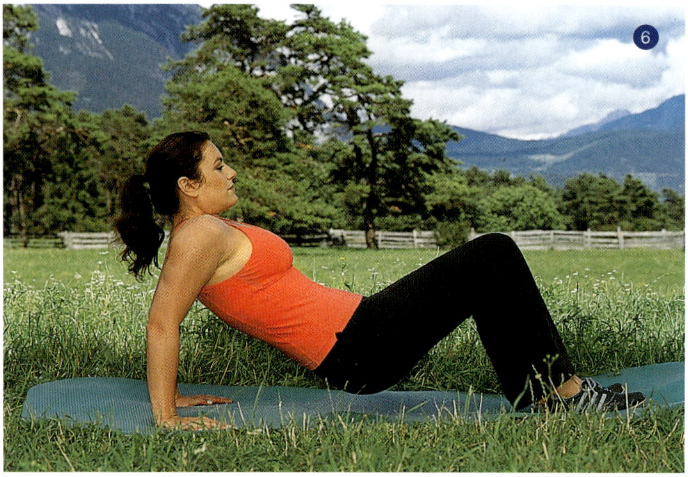

anstrengend. Nach einigen Wiederholungen ermüden die Muskeln. Arbeiten Sie trotzdem weiter, bis Sie ein Ziehen spüren. Machen Sie zwei Sätze mit je 20 Wiederholungen. Pausieren Sie zwischen den Sätzen nur etwa 30 Sekunden, schütteln und lockern Sie Ihre Arme und dann machen Sie das Ganze nochmal.

b) Die nächste Übungseinheit soll Ihren Trizeps straffen. Setzen Sie sich bequem auf den Boden und winkeln Sie die Beine an. Mit den Armen stützen Sie sich schulterbreit hinter dem Körper ab. Die Ellbogen sind dabei leicht angewinkelt. Drücken Sie die Schulterblätter zusammen und schieben Sie das Brust-

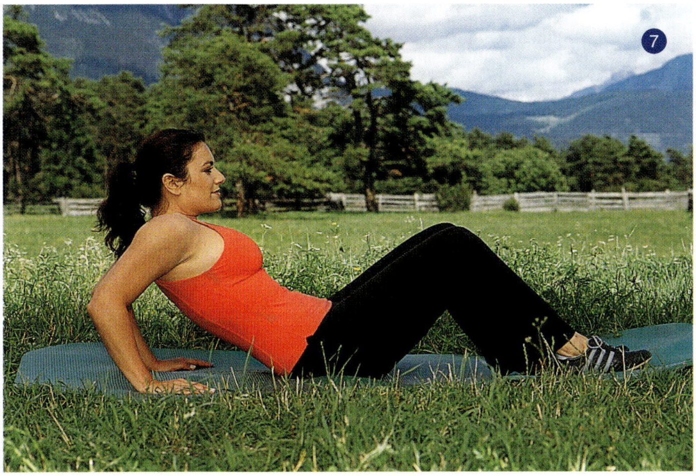

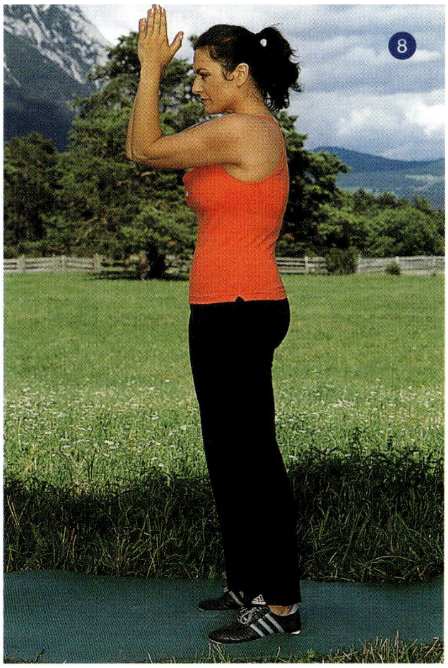

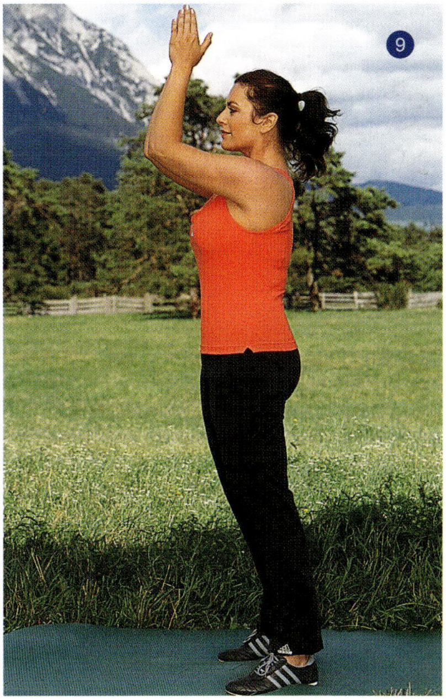

bein nach vorne. Machen Sie Ihren Rücken gerade; er ist leicht nach hinten gekippt. Verlagern Sie das Gewicht auf die Arme und nun strecken Sie die Arme und heben Sie den Po leicht vom Boden ab 6. Drücken Sie die Arme aber nicht ganz durch, das schadet nur den Gelenken.
Gehen Sie also kurz vor dem »Anschlag« wieder nach unten 7. Wiederholen Sie die Übung zehnmal pro Satz. Machen Sie zwei Sätze mit einer kurzen Pause dazwischen.

c) Nun bringen Sie Ihre Schultern in Form. Stellen Sie sich aufrecht hin. Lehnen Sie sich eventuell mit dem Rücken an eine Wand, dann bleibt er garantiert gerade. Falten Sie Ihre Hände vor dem Körper und pressen Sie dabei die Unterarme aneinander 8.
Heben Sie nun die Arme, bis Ihre Armbeuge in Augenhöhe ist 9. Dann senken Sie die Arme wieder bis zur Ausgangsposition. Achten Sie auf Ihre Körperspannung. Die Armmuskeln sind angespannt. Machen Sie dieses Schultertraining in zwei Sätzen mit je 15 Wiederholungen.
Beenden Sie Ihr Arm- und Schultertraining mit den drei Dehnübungen vom Anfang (Seite 38f.).

Workout für ein perfektes Dekolleté

Der Busen ist zwar kein Muskel und man kann ihn deshalb auch nicht trainieren. Der darunter liegende Brustmuskel kann jedoch gut in Form gebracht werden, was sich positiv aufs Dekolleté auswirkt.

1. Bevor Sie Ihr Oberkörper-Styling beginnen, lockern Sie Ihren Brustmuskel mit einer Dehnübung. Stehen Sie aufrecht und öffnen Sie die Arme weit. Die Handflächen zeigen nach oben, der Daumen nach unten. Versuchen Sie, die Schulterblätter zusammen zu bringen ❶. Bleiben Sie für 20 Sekunden in dieser Position und vergessen Sie nicht weiterzuatmen.

2. Als Workout für Ihr Dekolleté sind die guten alten Liegestützen immer noch brandaktuell. Sie sehen kinderleicht aus, sind aber ziemlich anstrengend und ungeheuer wirksam. Die meisten Frauen schaffen keine einzige klassische Liegestütze mit gestreckten Beinen. Die Alternative: Wenn Ihre Brustmuskeln auch zu schwach sind, machen Sie die Liegestützen im Knien. Das erleichtert die Übung und verringert das Gewicht, das auf den Armen lastet.

Gehen Sie in den so genannten Vierfüßlerstand und beugen Sie die Arme leicht. Die Fingerspitzen zeigen etwas nach innen. Die Knie sind am Boden, die Füße übereinander gekreuzt und vom Boden abgehoben. Achten Sie darauf, dass Ihr Rücken gerade ist und der Bauch nicht durchhängt. Spannen Sie Ihre Bauchmuskeln an, dann kann nichts schief gehen. Vergrößern Sie den Abstand zwischen Armen und Beinen; je größer er ist, destso effektiver ist die Übung. Die Hände sind unter den Schultern. Beim Hinuntergehen zeigen die Ellenbogen nach außen ❷. Beim Hochgehen drücken Sie die Arme nicht ganz durch, sondern gehen kurz vor dem »Anschlag« wieder nach unten.

Wiederholen Sie die Übung achtmal. Nach einer kurzen Pause folgt, wenn möglich, noch ein weiterer Satz mit acht Wiederholungen. Mit dieser Übung trainieren Sie gleichzeitig Ihre Arme, speziell den Trizeps und die Muskeln an Schultern und Nacken.

Ein leichtere Variante des Liegestütz können Sie im Stehen ausführen. Stellen Sie sich vor eine Wand und stützen Sie sich mit den Händen in Schulterhöhe ab. Die Finger zeigen nach oben. Spannen Sie Ihre Bauchmuskeln an, um den Rücken zu stabilisieren. Beugen und strecken Sie Ihre Arme, drücken Sie beim Strecken je-

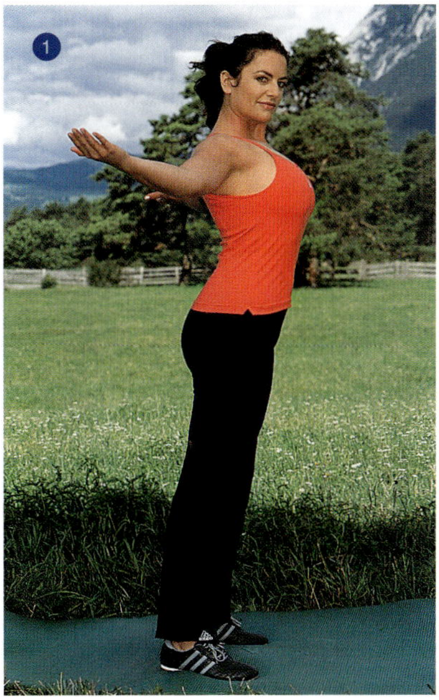

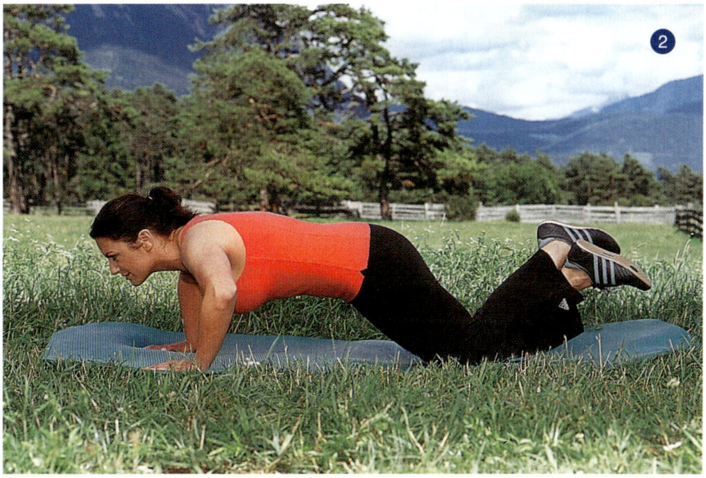

doch die Ellenbogen nicht ganz durch. Je weiter Sie mit Ihren Füßen von der Wand weggehen, desto anstrengender wird die Übung. Machen Sie zwei Sätze mit je zehn Wiederholungen. Auch im Stehen trainieren Sie Ihre Brustmuskeln sowie den Trizeps und die vordere Schulterpartie. Am Ende des Training dehnen Sie Ihre Brustmuskeln wie am Anfang für 20 Sekunden.

Workout für einen flachen Bauch

Träumen Sie von einem Waschbrettbauch, wie ihn Supermodel Markus Schenkenberg so sexy in der TV-Werbung präsentiert? Ich nicht. Bei männlichen Fotomodellen finde ich das ganz schick. Aber bei Frauen gefällt mir das so genannte »Sixpack« nicht. Schon für Männer bedeutet ein Waschbrettbauch eine jahrelange Schinderei. Für uns Frauen ist er fast unmöglich zu erreichen. Die Natur hat für uns weiche Formen und sanfte Linien auserkoren. Deshalb liegt über unserer Bauchdecke auch mehr Unterhautfettgewebe als bei Männern. Selbst wenn Sie extrem durchtrainierte Bauchmuskeln hätten, würde die Fettschicht die Muskeln verstecken. Mir reicht es, wenn der Bauch fest und flach ist. Deshalb mache ich regelmäßig Sit-ups oder Crunches.

Das Bauchmuskeltraining hat einen weiteren Vorteil: Es beugt Rückenproblemen vor oder baut sie ab. Aber was hat nun der Bauch mit dem Rücken zu tun? Eine schwache Bauchmuskulatur ist der Grund für Verspannungen im Rücken. Denn der Bauch ist der Gegenspieler der Rückenstreckermuskulatur. Wer also seinen Bauch trainiert, tut gleichzeitig etwas für seinen Rücken.

1. Zur Vorbereitung dehnen Sie die Bauchmuskulatur.

a) Strecken und recken Sie sich. Ziehen Sie Ihren Körper lang, indem Sie versuchen mit den Händen nach der Decke – oder dem Himmel – zu greifen (1).

b) Dann stellen Sie den rechten hinter den linken Fuß und strecken den rechten Arm über den Kopf. Dehnen Sie zehn Sekunden Ihre rechte Körperseite, dann wechseln Sie die Fußstellung und ziehen den linken Arm über den Kopf.

2. Jetzt kann es losgehen.

a) Für Einsteiger empfehle ich folgende Übung für den geraden Bauchmuskel: Legen Sie sich entspannt auf den Boden, die Arme ruhen neben dem Körper. Pressen Sie nun den Rücken fest auf den Boden und atmen Sie weiter. Dadurch spannen Sie automatisch Ihre Bauchmuskeln an. Halten Sie die Spannung einige Sekunden, dann lassen Sie für einige Sekunden locker und pressen wieder Ihren Rücken fest auf den Boden. Wiederholen Sie diese Übung fünfmal.

Wem das schon zu leicht ist, der steigt auf Sit-ups um. Legen Sie sich dazu mit dem Rücken auf den Boden. Winkeln Sie die Beine an und stellen Sie die Füße auf

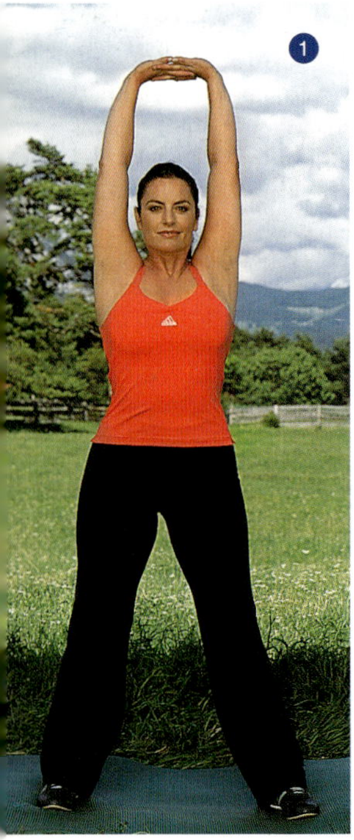
1

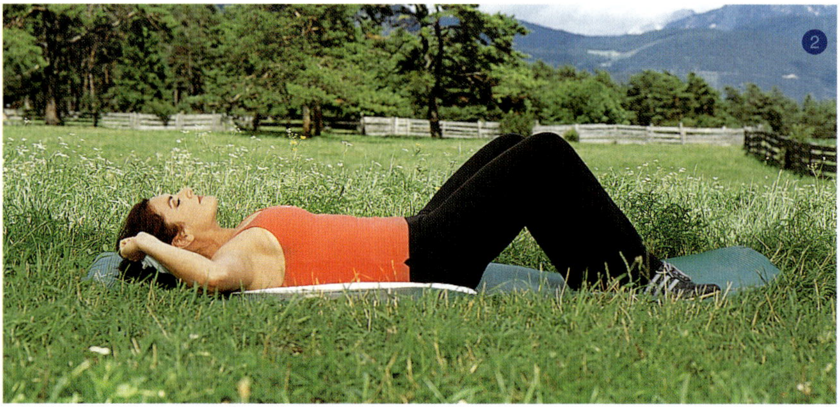
2

die Fersen. Sollten Sie ein Hohlkreuz haben, bleiben die Fußsohlen ganz am Boden. Legen Sie die Hände hinter Ihren Kopf in den Nacken (Ellbogen nach außen) und heben Sie die Schulterblätter etwas vom Boden ab ❷.
Die Bewegung der Sit-ups ist ganz klein: Heben Sie Ihre Schultern nur ein wenig mehr vom Boden. Dabei atmen Sie aus und ziehen den Bauch ein. Beim Absenken holen Sie Luft. Legen Sie die Schultern aber nicht ab. Ziehen Sie nie am Kopf und drücken Sie Ihr Kinn nicht zur Brust. Machen Sie zwei Sätze mit je zwölf Wiederholungen.
Wenn Ihnen normale Sit-ups zu anstrengend sind, legen Sie sich für die Übung auf ein Handtuch. Greifen Sie die Handtuchenden neben dem Kopf und ziehen Sie es bei der Anspannung nach oben ❸. So entlasten Sie Ihre Schultermuskulatur.

b) Für eine schlanke, straffe Taille eignet sich die folgende Übung. Legen Sie sich auf die Seite. Stützen Sie sich mit beiden Händen vor dem Körper ab und heben Sie das Becken, bis Ihre Seite eine Linie bildet. Knicken Sie dabei nicht in der Hüfte ab ❹.
Senken Sie nun Ihr Becken, legen Sie es aber nicht ab, sondern halten Sie kurz inne und heben es dann wieder ❺. Bei der Aufwärtsbewegung atmen

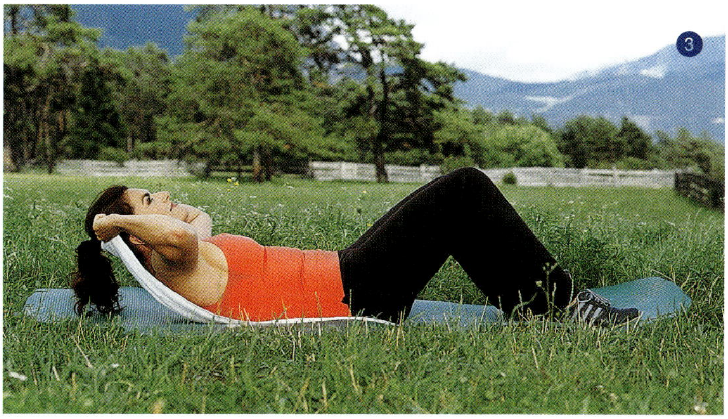

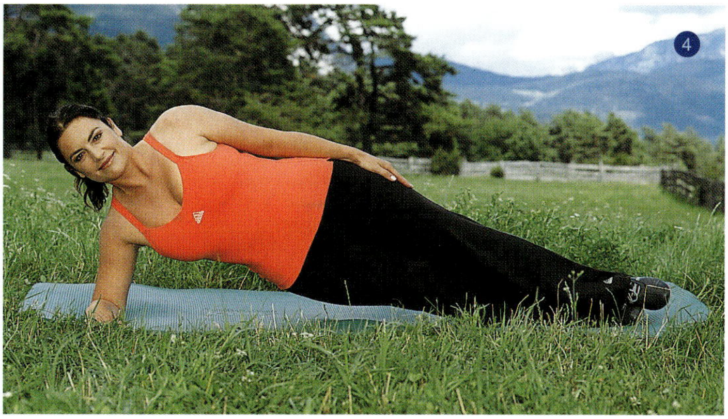

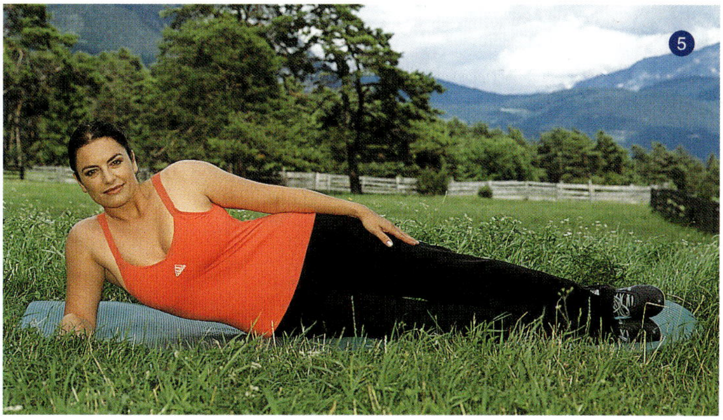

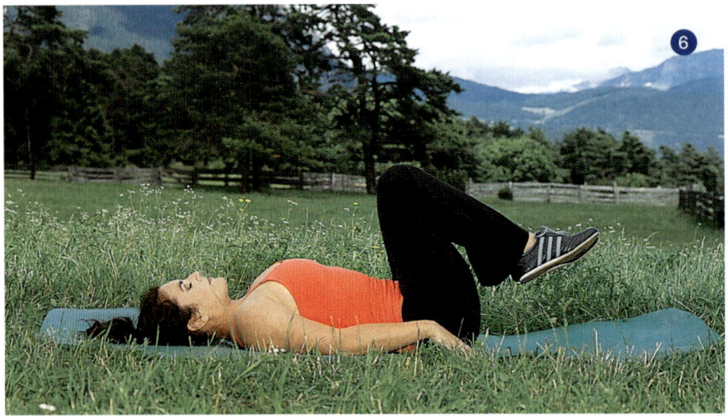

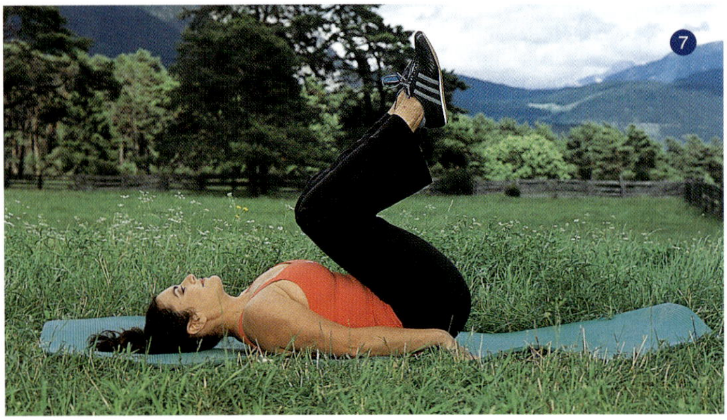

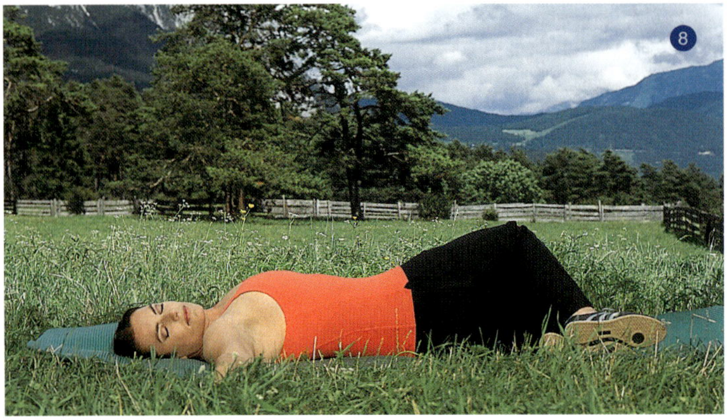

Sie aus, bei der Abwärtsbewegung ein. Profis nehmen zusätzlich den oberen Arm hoch und legen ihn auf der Hüfte ab. Diese Übung machen Sie in zwei Sätzen mit je acht Wiederholungen.

c) Zum Schluss des Bauchtrainings widmen Sie sich dem Teil Ihres Bauches, der sich unterhalb des Nabels befindet. Diese Partie wölbt sich bei Frauen gerne nach außen – vor allem bei Frauen, die Kinder geboren haben. Durch folgende Übung lässt sich der Unterbauch wieder straffen: Legen Sie sich auf den Rücken. Winkeln Sie die Beine an 6.
Versuchen Sie nun die Knie zur Brust zu ziehen und das Becken dabei etwas vom Boden abzuheben 7. Für diese kleine Bewegung brauchen Sie keinen Schwung. Konzentrieren Sie sich auf Ihre unteren Bauchmuskeln, spüren Sie, wie diese arbeiten und führen Sie die Vor- und Zurückbewegung kontrolliert und langsam aus. Diese Bauchmuskelübung ist nicht einfach, obwohl die Bewegung kaum zu sehen ist. Versuchen Sie einen Satz mit zehn Wiederholung zu machen.

3. Jetzt haben Sie es überstanden. Gönnen Sie Ihren strapazierten Bauchmuskeln die nötige Entspannung.
a) Legen Sie sich auf den Rücken, die

Arme sind hinter dem Kopf. Machen Sie sich ganz lang, ziehen Sie Ihre Hände weit nach hinten.

b) Zur Entspannung der seitlichen Muskulatur ziehen Sie die Beine an. Breiten Sie die Arme aus und legen Sie Ihre Beine auf einer Seite ab. Den Kopf drehen Sie in die andere Richtung. Beide Schultern bleiben am Boden (8). Nach 20 Sekunden heben Sie die Beine zur Mitte und legen Sie ebenfalls für 20 Sekunden auf der anderen Seite ab, der Kopf bewegt sich gegengleich.

Workout für einen starken Rücken

Das Sprichwort »Ein schöner Rücken kann auch entzücken« hat seine Berechtigung. Ein tief ausgeschnittenes Rückendekolleté wirkt besonders sexy, wenn die Trägerin auf eine aufrechte Haltung achtet. Viele Frauen lassen jedoch die Schultern nach vorne fallen, als wollten sie Ihren Busen verstecken oder sich kleiner machen. Ich kann jeder Frau und auch jedem Mann nur empfehlen, auf eine gerade Haltung zu achten. Das beeinflusst zum einen die Ausstrahlung positiv und schützt zum anderen vor Rückenschmerzen. Deswegen sollten sich an die Sit-ups für den flachen Bauch unbedingt Ausgleichsübungen für den Rücken anschließen.

1. Legen Sie sich zur Entspannung auf den Rücken und ziehen die Beine an. Fassen Sie um die Kniekehlen und ziehen Sie sie heran. Sie können auch den Kopf zu den Knien bringen. Atmen Sie tief und gleichmäßig und genießen Sie diese Position (1) einige Sekunden. Denn jetzt wird es anstrengend.

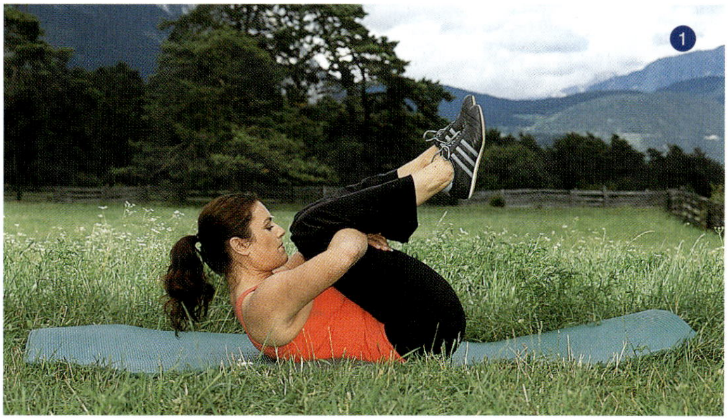

2. Diese Übung stabilisiert die Wirbelsäule und stärkt Ihre Rückenmuskulatur. Gehen Sie in den Vierfüßlerstand. Die Arme sind schulterbreit aufgestützt, die Finger zeigen nach vorne. Spannen Sie die Bauchmuskeln an, der Rücken bleibt gerade.

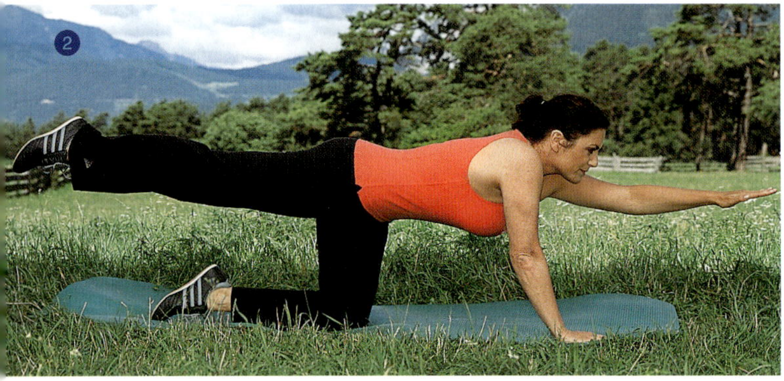

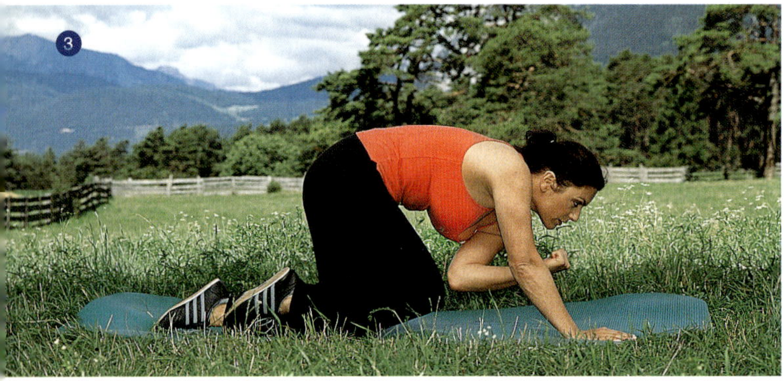

Ein »Hängebauch« ist bei dieser Übung absolut falsch. Heben Sie nun das rechte Bein und den linken Arm und strecken Sie sie aus. Richten Sie den Blick auf den Boden. Arm, Bein, Rücken und Kopf bilden eine Linie. Finden Sie Ihr Gleichgewicht und versuchen Sie diese Position zehn Sekunden zu halten ②.

Wer fit ist, kann in die Bewegung gehen. Beugen Sie den gestreckten Arm und das gestreckte Bein und bringen Sie das Knie und den Ellbogen in Nabelhöhe zusammen. Dazu wird der Rücken rund gemacht ③. Dann gehen Sie wieder in die Streckung und machen den Rücken gerade. Zehn Wiederholungen wären perfekt. Nach einer kurzen Verschnaufpause wechseln Sie Arm und Bein und wiederholen die Übung. Danach entspannen Sie wieder einige Sekunden in der eingangs erklärten Position (Abb. 1, Seite 47).

3. Zum Abschluss dehnen Sie Ihre Nackenmuskeln, die bei den meisten Menschen ziemlich verspannt sind.

a) Stehen Sie aufrecht und beugen Sie den Kopf leicht nach rechts. Legen Sie die rechte Hand auf den Kopf

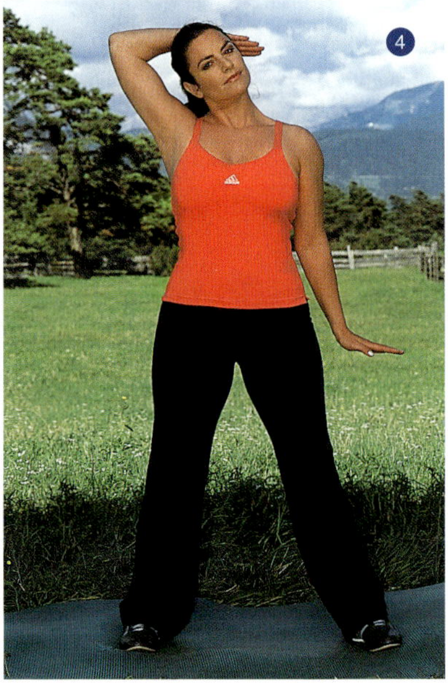

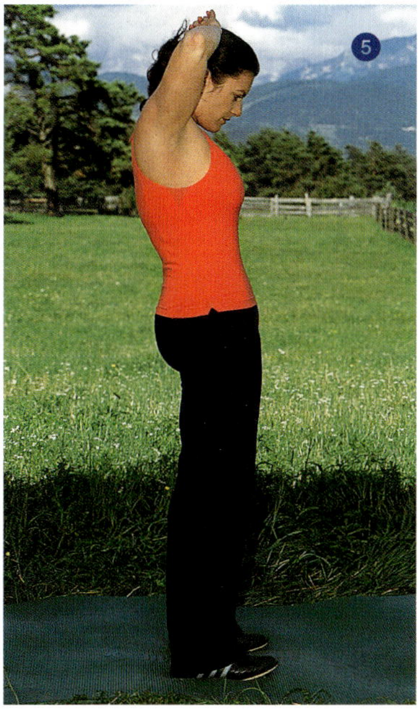

und lassen Sie nur das Gewicht des Armes wirken (nicht ziehen!). Sie werden ein leichtes Ziehen an der linken Halsseite spüren. Um die Dehnung zu verstärken, strecken Sie den linken Arm aus und drücken ihn in Richtung Boden ❹. Nach etwa zehn Sekunden wechseln Sie die Seite.

b) Lassen Sie den Kopf nach vorne sinken; das Kinn zeigt zur Brust. Legen Sie beide Hände auf den Hinterkopf. Ziehen Sie nicht, sondern lassen Sie das Gewicht der Arme den Kopf nach vorne bringen ❺. Auch diese Dehnung halten Sie für zehn Sekunden. Das entspannt den ganzen Schultergürtel. Um den Rücken noch einmal mal zu dehnen, legen Sie sich auf den Rücken, ziehen dann die Beine an und bringen das Kinn an die Knie. Bleiben Sie so eingerollt für einige Sekunden liegen.

Workout für einen knackigen Po

Der Gesäßmuskel namens Gluteus maximus ist der größte Muskel unseres Körpers. Nur wer ihn trainiert, bekommt einen festen und runden Po. Frauen mit einem flachen Po können ihn durch ein gezieltes Workout in eine knackigere Form bringen. Wer an der Hinterseite leicht zunimmt, kann mit dem Workout das schlaffe Gewebe straffen.

1. Bevor Sie sich an Ihren Po wagen, sollten Sie den Muskel erst einmal richtig dehnen. Legen Sie sich dazu auf den Rücken und stellen Sie das rechte Bein fest auf den Boden. Das linke Bein legen Sie auf den rechten Oberschenkel. Greifen Sie nun mit den Händen nach dem rechten Bein und ziehen Sie es zum Körper ❶. Spüren Sie das Ziehen? Wunderbar. Halten Sie diese Position 20 Sekunden, dann wechseln Sie das Bein.

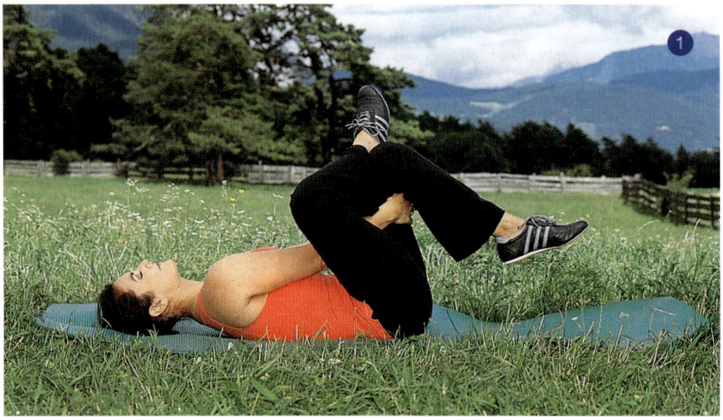

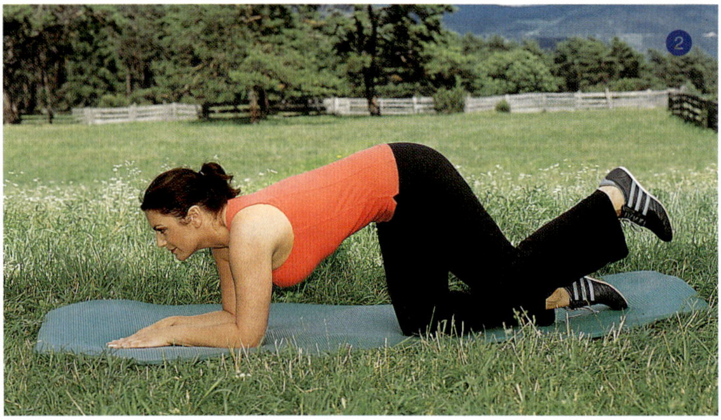

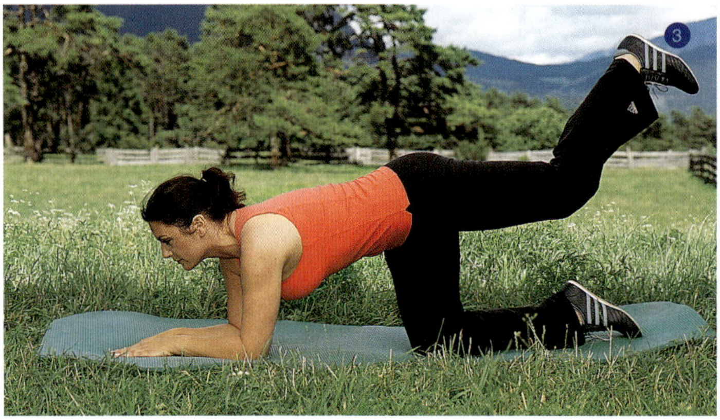

2. Fürs Muskeltraining gehen Sie auf die Knie in den Vierfüßlerstand, die Arme sind schulterbreit auseinander. Stützen Sie sich auf den Unterarmen ab. Der Kopf ist gesenkt, Ihr Blick geht zum Boden. Achten Sie darauf, dass Ihr Rücken immer gerade bleibt. Katzenbuckel oder Hohlkreuz sind falsch. Heben Sie das rechte Bein an und winkeln Sie es ab, sodass sich ein 90-Grad-Winkel bildet. Der Fuß ist angewinkelt ❷.
Bewegen Sie nun die Fußsohle nach oben und wieder zurück in die Ausgangsposition ❸. Schon nach wenigen Wiederholungen werden Sie garantiert Ihren Po-Muskel spüren. Gehen Sie ruhig bis zur Schmerzgrenze. Dieses Training zwickt ziemlich, ist aber sehr wirksam. Machen Sie die Übung in zwei Sätzen zu je zwölf Wiederholungen. Dann wechseln Sie das Bein und trainieren die andere Seite.

Freuen Sie sich jetzt auf den angenehmen Teil der Übung und dehnen Sie noch einmal ausgiebig Ihren Gesäßmuskel wie zu Beginn.

Workout für wohlgeformte Beine

Viele Frauen träumen von endlos langen, schlanken Beinen mit schmalen Fesseln à la Supermodel Nadja Auermann. Nicht jedem hat die Natur diesen Traum erfüllt. Aber das ist auch gar nicht der entscheidende Punkt. Ausschlaggebend für Ihr Aussehen sind nur zwei Dinge: Dass Ihre Beine fest und gepflegt sind und Sie auch den richtigen Gang haben. Nicht die Form Ihrer Beine, sondern wie Sie damit gehen, hat großen Einfluss auf Ihre Ausstrahlung. Hier komme ich wieder auf das Thema Haltung zurück. Arbeiten Sie also zuerst daran. Stehen Sie aufrecht, machen Sie den Rücken gerade, nehmen Sie die Schultern zurück, ziehen Sie das Kinn hoch und strecken Sie Ihre Brust heraus. Wenn Sie sich zu klein fühlen, wachsen Sie so um einige Zentimeter. Mit dieser Haltung wirken auch Ihre Beine attraktiver. Beobachten Sie im Spiegel oder Schaufenster einmal Ihren Gang. Schlurfen oder schreiten Sie? Stellen Sie die Füße nach außen und watscheln Sie mehr, als dass Sie gehen? Gehen Sie mit Schwung und Dynamik oder wirkt Ihr Gang eher unsicher? Versuchen Sie einmal herauszufinden, wie Sie auf andere im wahren Wortsinn »zugehen«.
Mit gezieltem Training können Sie Ihre Beine rundherum in Form bringen und die Muskulatur straffen. Je öfter Sie Ihre Beine »einsetzen« umso besser sind die Ergebnisse und umso schneller kommt der Erfolg. Meiden Sie deshalb den Aufzug und nehmen Sie stattdessen die Treppe, fahren Sie mehr mit dem Fahrrad als mit dem Auto. Bringen Sie mehr Bewegung in Ihr Leben.

1. Ihr Beinmuskeltraining beginnen Sie mit einem ausführlichen Stretching.
a) Die Vorderseite dehnen Sie, indem Sie sich aufrecht hinstellen und ein Bein nach hinten abknicken. Bringen Sie die Ferse zum Po und halten Sie den Fuß fest. Wer Probleme damit hat, auf einem Bein zu stehen, kann sich an einer Wand oder am Stuhl festhalten. Schieben Sie das Becken leicht nach vorne und halten Sie die Knie eng beieinander (1). Jetzt spüren Sie ein leichtes Ziehen auf der Vorderseite Ihres Oberschenkels. Halten Sie diese Dehnung 20 Sekunden, wechseln Sie dann das Bein.

b) Um die Rückseite des Beins zu dehnen, machen Sie einen kleinen Schritt nach vorne. Verlagern Sie dann das Gewicht auf das hintere Bein und beugen Sie es leicht. Das vordere Bein ist gestreckt, der Rücken gerade. Die Hände ruhen auf

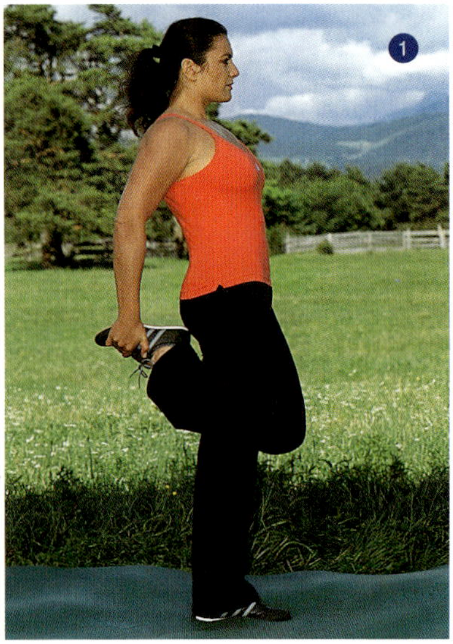

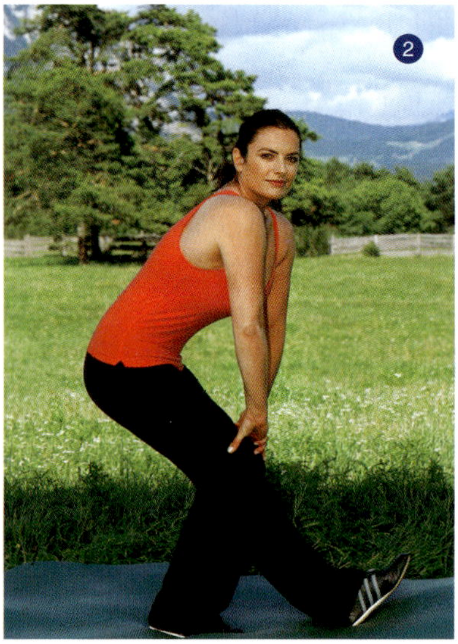

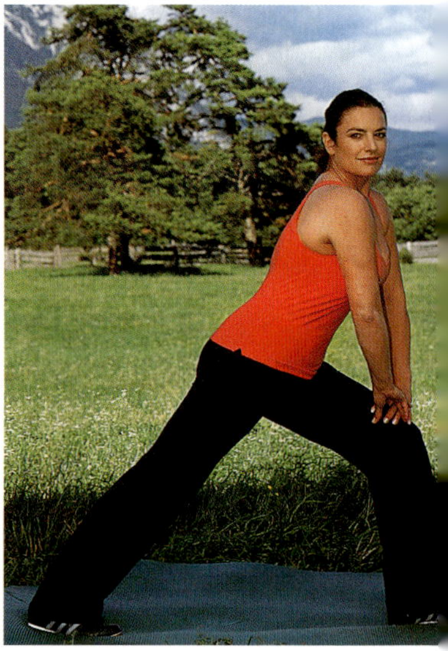

dem Oberschenkel des gebeugten Beines ❷. Halten Sie auch diese Position 20 Sekunden, dann dehnen Sie das andere Bein genauso.

c) Versuchen Sie im Anschluss einmal, ob Sie bei gestreckten Beinen mit den Fingerspitzen Ihre Zehen berühren können. Wenn das noch nicht klappt, dann beugen Sie Ihre Beine, bis Sie die Hände aufstellen können. Versuchen Sie nun ganz sanft, den Po nach oben zu bringen und dabei die Beine immer mehr zu strecken. Versuchen Sie es nicht mit Gewalt. Verkürzte Muskeln wollen langsam gedehnt werden und nicht im Hauruckverfahren.

d) Um die Waden zu dehnen, machen Sie einen Ausfallschritt und beugen das vordere Bein. Das hintere bleibt gestreckt, drücken Sie die Ferse auf den Boden. Die Arme ruhen auf dem Oberschenkel des vorderen Beins ❸. Halten Sie die Dehnung für 20 Sekunden, dann wechseln Sie das Bein.

e) Zum Schluss setzen Sie sich auf den Boden, winkeln die Beine an und bringen die Fußsohlen zusammen. Drücken Sie mit den Händen die Knie ganz sanft herunter und bleiben Sie für 20 Sekunden in dieser Position ❹.

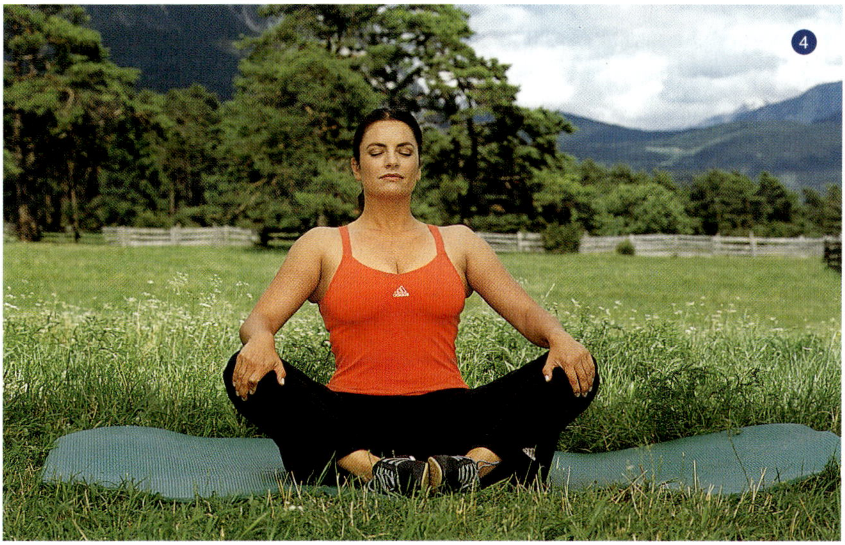

2. Jetzt kann es losgehen.

a) Das Beinworkout beginnt mit Kniebeugen, die die Oberschenkelmuskulatur trainieren. Stellen Sie sich aufrecht hin, die Beine sind hüftbreit geöffnet. Wenn Sie jetzt die Knie beugen, dann stellen Sie sich vor, dass hinter Ihnen ein Stuhl steht, auf den Sie sich setzen wollen. Das Gewicht verlagert sich auf die Fersen, das heißt, Sie können die Zehen anheben. Der Oberkörper beugt sich dabei leicht nach vorne, der Rücken bleibt gerade (5).

Gehen Sie nur so tief, bis zwischen Ober- und Unterschenkel ein 90-Grad-Winkel entsteht. Die Knie ragen dabei nicht über die Zehenspitzen hinaus (6). Die

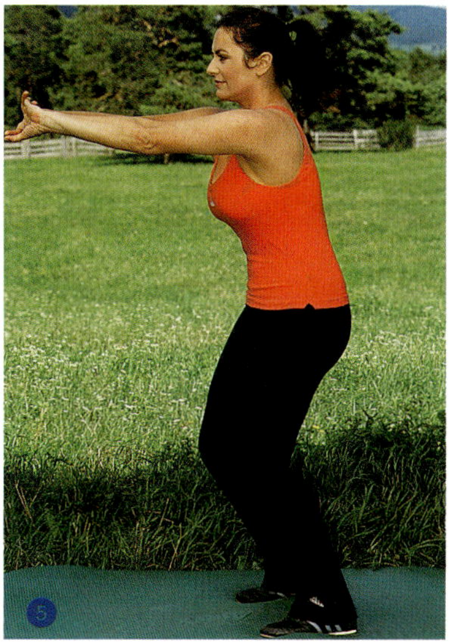

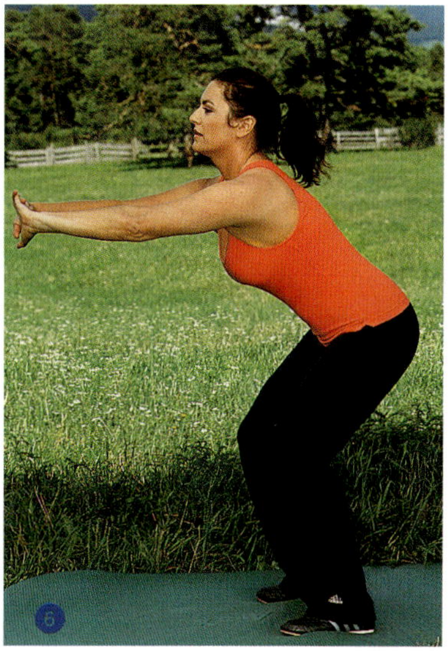

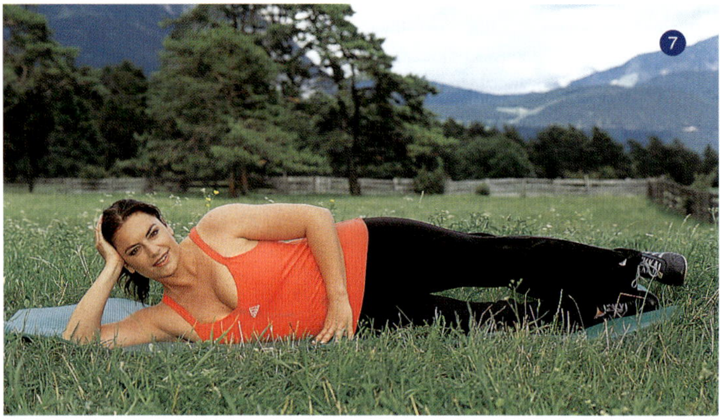

7

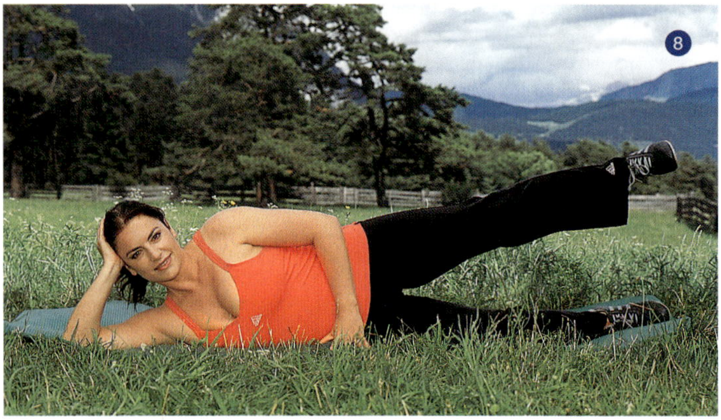

8

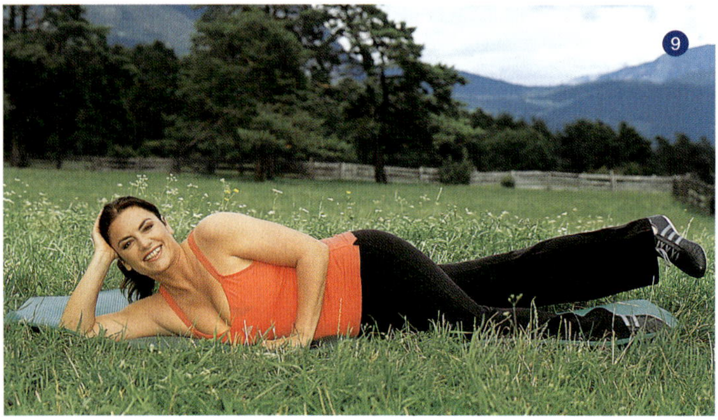

9

Kniebeuge muss absolut korrekt durchgeführt werden, weil sonst Ihre Kniegelenke Schaden nehmen können. Beim Aufrichten drücken Sie daher die Knie nicht ganz durch. Der Oberschenkelmuskel bleibt so immer unter Spannung. Machen Sie diese Kniebeugen in zwei Sätze mit je zehn Wiederholungen.

b) Um die Außenseite des Oberschenkels zu straffen, legen Sie sich auf die Seite. Das untere Bein ist leicht angewinkelt, das obere gestreckt. Legen Sie den Kopf auf den Boden und stützen Sie sich mit dem Arm vor dem Körper ab 7. Achten Sie darauf, dass das Becken gerade bleibt, also die Hüftknochen genau übereinander liegen. Heben und senken Sie nun das obere Bein. Zwei Sätze mit je zwölf Wiederholungen wären optimal 8.

c) In der Seitenlage trainieren Sie auch die Beininnenseite. Diesmal legen Sie das obere Bein angewinkelt ab und strecken das untere.
Heben und senken Sie nun das untere Bein in zwei Sätzen mit je zwölf Wiederholungen 9. Achten Sie auch bei dieser Übung darauf, dass der Körper nicht nach vorne oder hinten kippt. Wenn Sie den Kopf abstützen, entlasten Sie Ihre Nackenmuskeln.

d) Zum Schluss gibt es noch ein kurzes Workout für die Wadenmuskulatur. Keine Angst! Diese Übung macht Ihre Waden nicht dick, sondern schlank und fest.
Stellen Sie sich aufrecht hin und halten Sie sich eventuell irgendwo fest, z. B. an einem Türrahmen. Jetzt wippen Sie auf die Zehenspitzen und wieder zurück ⑩. Schon nach wenigen Wiederholungen werden Sie Ihre Wadenmuskeln spüren.
Nach zwei Sätzen mit je zwölf Wiederholungen dehnen Sie noch einmal Ihre Beinmuskeln wie zu Beginn (S. 51f.).

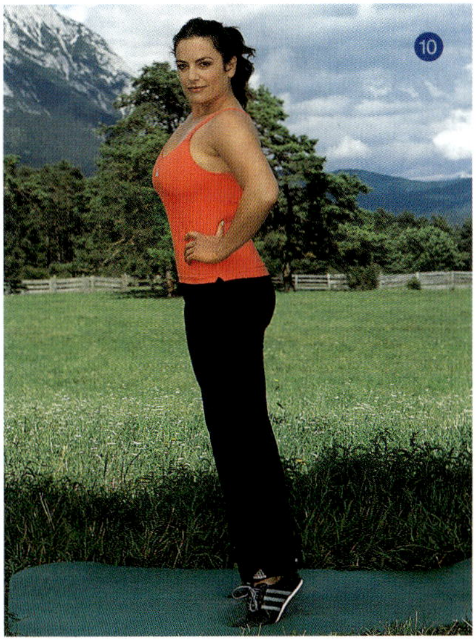

Mein Power-Workout gegen Cellulite

Geht es Ihnen auch so: Der Oberkörper ist perfekt, aber am Strand verhüllt ein schickes Tuch Po, Beine und Hüften? Eine andere beliebte Methode Cellulite zu kaschieren ist die »Po-Attrappe«: Mit Pumps wird versucht die Figur aufzupeppen. Sicher kennen auch Sie Frauen, die nur mit hochhackigen Schuhen an den Pool gehen. Mit Pumps sind die Knie durchgedrückt, das Becken ist nach hinten geschoben und der Po wird frech rausgestreckt. Das ist durchaus schön anzusehen, der Po erscheint wohl gerundet, die Beine wirken straff und schlank. Die Figur überzeugt in dieser Haltung aber nur beim Ansehen. Beim Anfassen fühlt sich der Körper jedoch schlaff und spannungslos an. Die Muskeln sind schwach, Gelenke und Rücken werden durch die unnatürliche Haltung überstrapaziert. Das führt natürlich zu Schmerzen. Und egal, wie lange man diese Haltung praktiziert, der Po hängt trotzdem irgendwann und die Dellen kommen auf der Haut zum Vorschein.

Machen Sie den Haltungscheck

Um Ihre Haltung zu prüfen und zu korrigieren, stellen Sie sich in hochhackigen Schuhen vor einen Spiegel. Tragen Sie am besten eng anliegende Kleidung, damit nichts die Figur verhüllt. Schieben Sie auch unbewusst das Becken nach hinten und strecken Sie dabei den Po heraus? Dann ziehen Sie jetzt einmal die Pumps aus und checken Sie erneut Ihre Haltung. Nehmen Sie die Schultern zurück und strecken Sie zur Abwechslung mal den Busen heraus. Machen Sie sich ein paar Zentimeter größer. Versuchen Sie zu wachsen. Stellen Sie sich vor, jemand würde Sie am Scheitel langsam nach oben ziehen. Und nun schieben Sie das Becken leicht nach vorne. Der Po ist weg, aber jetzt stimmt die Haltung. Versuchen Sie sich diese Haltung anzugewöhnen und sie zu verinnerlichen. Werfen Sie einfach immer wieder mal einen prüfenden Blick in den Spiegel oder in ein Schaufenster. Ihre Figur profitiert von der neuen Haltung. Zudem arbeiten wir jetzt an der Muskelspannung, durch die Ihre Figur nicht nur schön aussieht, sondern sich auch »spannend« anfühlt. Und mit der strafferen Muskulatur verschwindet allmählich auch die verhasste Cellulite.

Trainieren mit dem Theraband

Ärzte setzen das Band auch oft bei der Reha, z. B. nach Schulterbrüchen ein, weil man die Belastung durch die Bandstärke ganz individuell einstellen kann.

Gegen die Cellulite arbeite ich mit dem Theraband, das Sie in jedem Sportgeschäft für etwa zehn Euro kaufen können. Man bekommt es in verschiedenen Längen und Stärken. Je dunkler die Farbe, desto fester der Gummi. So kann man beim Einstieg ganz gut den Widerstand dosieren. Das Theraband ist ganz einfach zu handhaben und der Gummi erhöht den Widerstand bei den Übungen, ohne dass man sich überlastet. Das Band ist so klein, dass Sie es überall hin mitnehmen können. Sie können damit also an jedem Ort zu jeder Zeit trainieren. Es ist deshalb besonders gut für Menschen geeignet, die viel unterwegs sind oder keine Lust haben, im Fitnessstudio zu trainieren.

Dieser sanfte und schonende Workout strafft Ihre Muskeln, verbessert die Proportionen und sorgt für eine gute Durchblutung. Mit dem Theraband können Sie Ihren ganzen Körper trainieren. Alle Übungen werden langsam, konzentriert und gleichmäßig ausgeführt. Um beim Anti-Cellulite-Training mit dem Theraband speziell den Fettstoffwechsel anzukurbeln, muss die Belastung gering, aber von langer Dauer sein. Lassen Sie also Ihre Muskeln mit weniger Gewicht arbeiten und wiederholen

Sie die Übungen dafür öfter. Entscheidend ist nicht die größtmögliche, sondern die längstmögliche Anstrengung.

Meine Anti-Cellulite-Übungen

Meine Übungen mit dem Theraband trainieren jede Muskelpartie. Wer gezielt nur an Bauch, Beinen und Po gegen die Cellulite arbeiten möchte, beschränkt sich auf die Übungen eins bis vier. Wer seinen ganzen Körper trainieren will, macht das ganze Programm. Wiederholen Sie jede Übung 12 bis 15 mal und absolvieren Sie jeweils zwei bis vier Sätze. Auch für das Training mit dem Theraband gilt: erst aufwärmen! Machen Sie für die jeweiligen Trainingseinheiten die entsprechenden Dehnübungen meines Workoutprogramms für jeden Tag (ab Seite 38).

Achten Sie auch beim Training mit dem Theraband auf einen geraden Rücken. Spannen Sie Ihre Muskeln an und machen Sie Ihre Handgelenke fest.

1. Bauch: Wer am Bauch zunimmt, neigt auch hier zu Cellulite. Arbeiten Sie deshalb mit dem Theraband, um Ihren Bauch zu straffen und ein paar Pölsterchen abzubauen.

a) Legen Sie sich auf den Rücken und heben Sie die Beine angewinkelt so weit an, bis sich an der Hüfte und an den Knien jeweils ein 90-Grad-Winkel bildet. Führen Sie das Theraband um die Füße und greifen Sie die Enden mit den Händen ❶.
Jetzt folgen Sit-ups. Der Blick geht während der Übung in Richtung Decke, zwischen Kinn und Brustbein passt eine Faust. Ziehen Sie sich mit Hilfe des Bandes so weit hoch, bis sich die Schultern vom Boden lösen. Lassen Sie beim Hochgehen die Ellenbogen am Körper ❷. Dann senken Sie den Oberkörper wieder ganz langsam. Die Schultern berühren den Boden jedoch nicht mehr. Wiederholen Sie die Übung in zwei Sätzen mit je 15 Wiederholungen. Wenn Ihnen das zu anstrengend ist, legen Sie die Beine auf einem Stuhl ab und rücken Sie mit dem Gesäß nah an die Stuhlbeine heran. Hier legen Sie das Theraband dann um die Stuhllehne und nicht um die Füße.

b) Für eine schlanke und straffe Taille legen Sie sich auf die Seite. Heben Sie den Oberkörper, indem Sie sich auf den Unterarm stützen. Legen Sie das Band um die Taille. Halten Sie es mit der am Boden liegenden Hand fest und fixieren Sie es mit

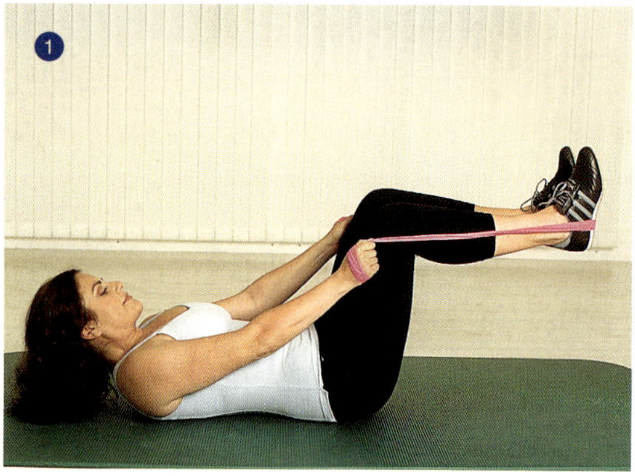

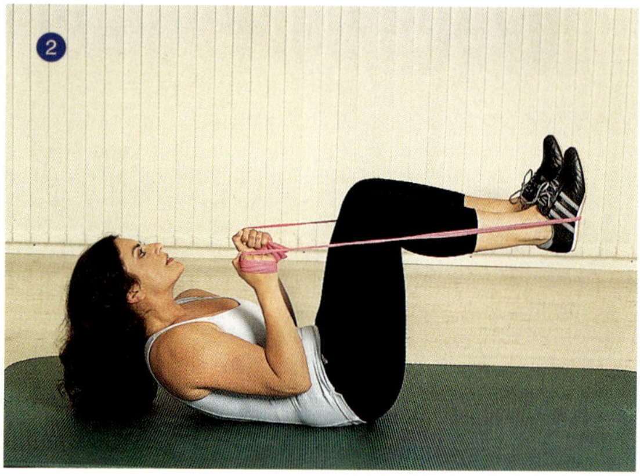

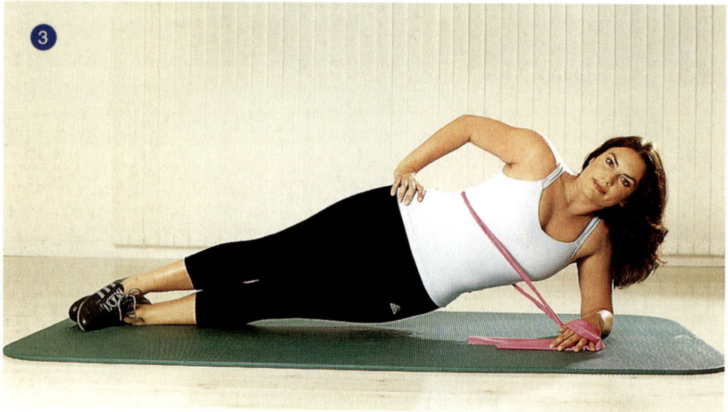

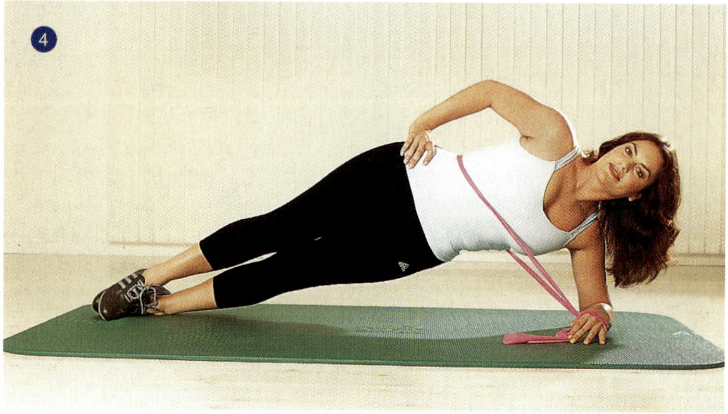

dem Unterarm. Die andere Hand ruht auf der Hüfte ③.

Heben Sie nun das Becken ein wenig ④ und senken Sie es wieder. Je kürzer Sie das Theraband halten, desto stärker ist der Widerstand und umso anstrengender die Übung. Halten Sie den Kopf ruhig.

Wenn Ihnen diese Übung zu anstrengend ist, legen Sie den freien Arm nicht auf die Hüfte, sondern stützen sich mit ihm zusätzlich vor dem Körper ab. Das erleichtert das Training. Zwei Sätze mit je zehn Wiederholungen sind optimal für eine schlanke Taille.

c) Für den Unterbauch, den Teil des Bauches unterhalb des Nabels, legen Sie sich wieder auf den Rücken. Heben Sie die Beine so an, dass Unter- und Oberschenkel einen 90-Grad-Winkel bilden. Fassen Sie das Theraband

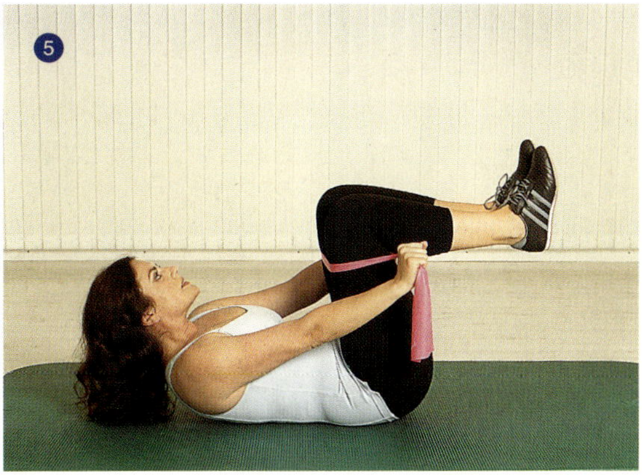

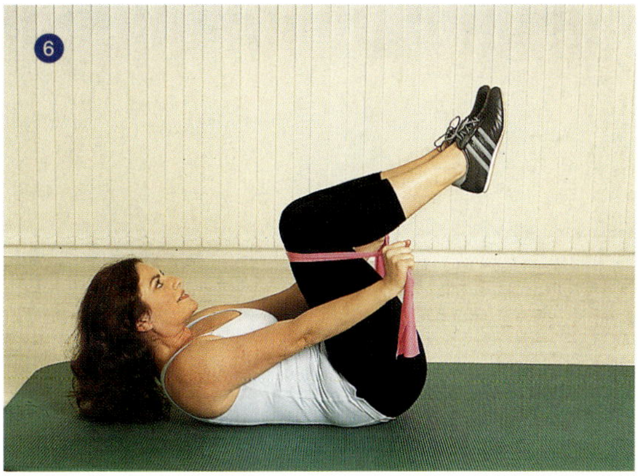

schulterbreit und drücken Sie es mit gestreckten Armen gegen Ihre Oberschenkel. Heben Sie den Kopf dazu leicht an, das Kinn wird aber nicht zum Brustbein gezogen (5).

Strecken Sie nun die Arme aus und ziehen Sie die Knie gegen den Widerstand des Therabandes in Richtung Kopf (6). Die Bewegung ist sehr klein. Sie heben nur etwas das Becken, der Rücken bleibt am Boden. Heben und senken Sie das Becken ohne Schwung und konzentrieren Sie sich auf Ihre Bauchmuskeln unterhalb des Nabels. Machen Sie diese Übung in zwei Sätzen mit je zwölf Wiederholungen.

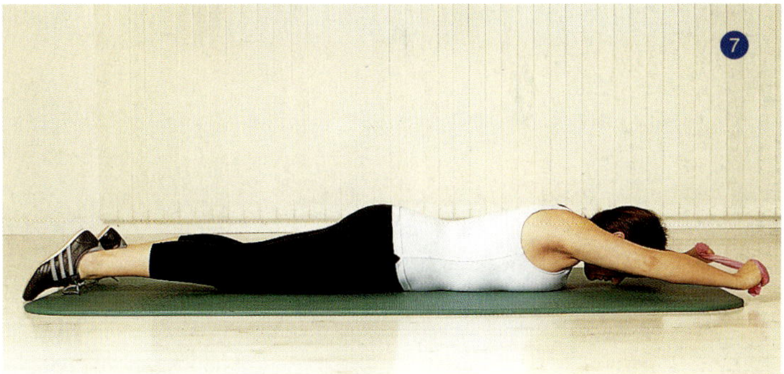

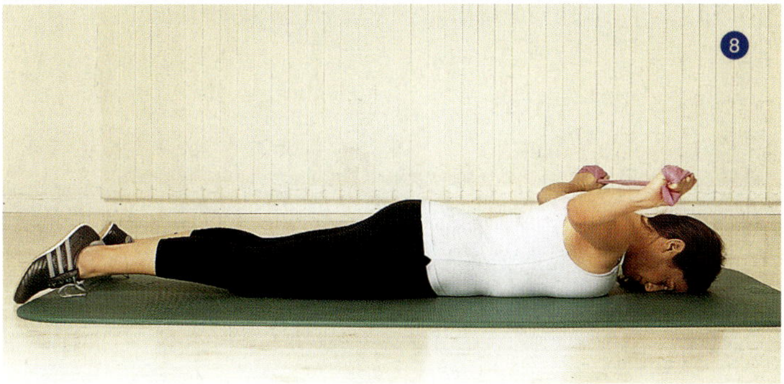

2. Rücken: Auch wenn man am Rücken keine Cellulite hat, sollten Sie zum Ausgleich nach den Sit-ups immer auch die Rückenmuskeln trainieren. Die folgende Übung stärkt den gesamten Rücken. Legen Sie sich auf den Bauch, die Füße sind schulterbreit geöffnet. Greifen Sie das Theraband über Ihrem Kopf, die Arme sind dabei fast gestreckt ❼.

Nun ziehen Sie die Ellenbogen gegen den Widerstand des Bands auseinander; dabei heben Sie die Arme leicht vom Boden ab ❽. Die Übung wird korrekt ausgeführt, wenn Sie die Schulterblätter zusammenbringen. Konzentrieren Sie sich deshalb auf diese, sie gehen beim Auseinanderziehen des Therabandes zusammen. Vermeiden Sie bei dieser Übung ein Hohlkreuz. Stellen Sie die Füße auf die Fußspitzen und spannen Sie die Bauchmuskeln an, dann kann nichts schief gehen. Wiederholen Sie diese Übung zehnmal in zwei Sätzen.

3. Po: Ein fester Po ist das A und O gegen die Cellulite. Wenn Sie Ihr Gesäß einmal fest anspannen, spüren Sie, welche Muskeln diese Übung stärken soll. Legen Sie sich auf die Seite und den Kopf auf den Boden ab. Mit dem oberen Arm stützen Sie sich vor dem Körper ab. Das Becken ist gerade. Damit Sie nicht ins Hohlkreuz fallen, winkeln Sie das untere Bein leicht an. Wickeln Sie das Band um die Fußsohle des oberen Beines und greifen Sie die beiden Enden mit dem oberen Arm. Winkeln Sie das Bein an. Das Band sollte jetzt straff sein ❾.

Nun strecken Sie dieses Bein gegen den Widerstand des Gummibandes nach hinten weg ❿. Machen Sie die Übung in zwei Sätzen mit 15 Wiederholungen auf jeder Seite.

❾

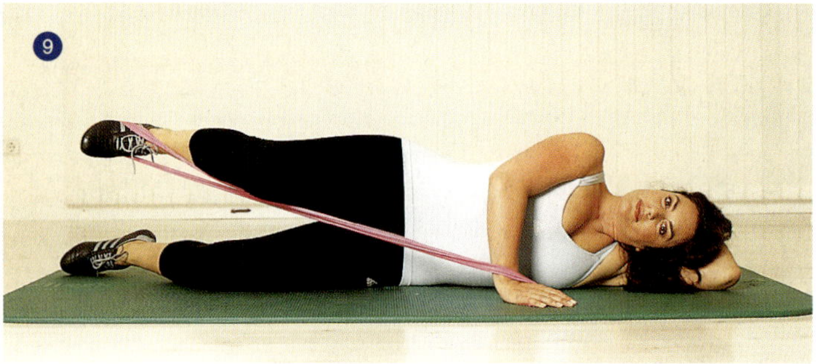

❿

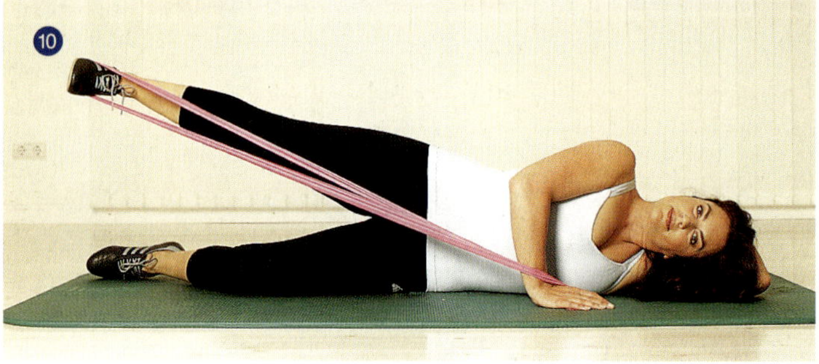

4. Beine: Cellulite wird meistens an den Beinen zum sichtbaren Problem. Spätestens am Strand lassen sich die unschönen Dellen an den Oberschenkeln nicht mehr verbergen.

a) Kämpfen Sie gegen die Cellulite mit folgender Übung an, die vor allem die Vorderseite der Oberschenkel festigt. Stellen Sie sich aufrecht auf die Mitte

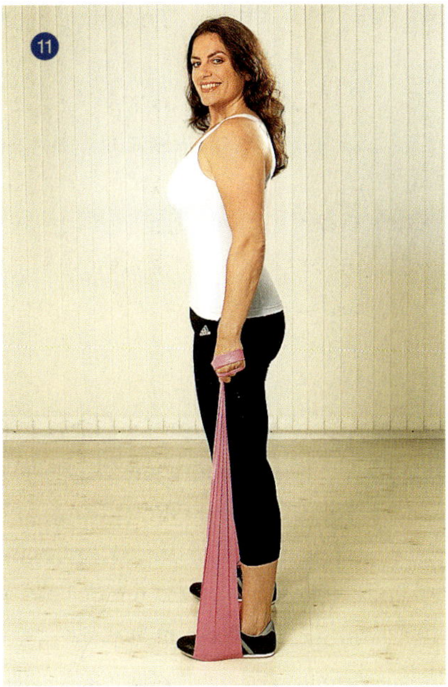

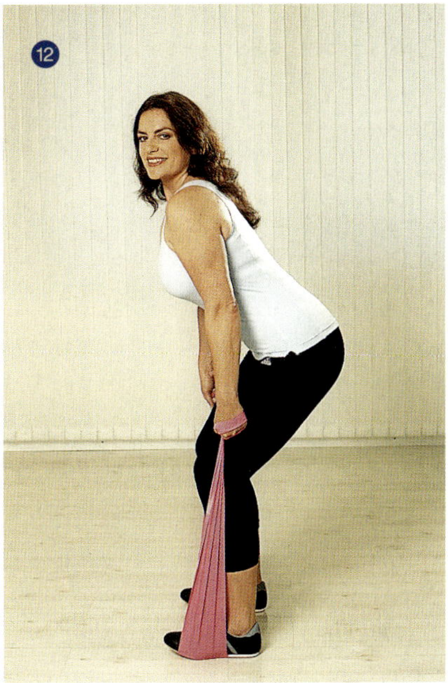

des Therabandes und greifen Sie die Enden des Bandes. Die Beine sind schulterbreit geöffnet, der Rücken beibt während der ganzen Übung gerade ⓫.
Gehen Sie nun in die Kniebeuge. Das Gewicht verlagert sich dabei auf die Fersen. Versuchen Sie die Zehen anzuheben ⓬. Stellen Sie sich vor, Sie setzen sich auf einen Stuhl. In dieser Position sollte das Band straff sein. Wenn Sie aufstehen, arbeiten Sie nun zusätzlich gegen den Widerstand des Therabandes. Absolvieren Sie die Übung in zwei Sätzen mit je 15 Wiederholungen.

b) Gegen die sogenannten Reithosen – Fettdepots, die an der Außenseite der Oberschenkel die Silhouette nach außen beulen – kann man nur bis zu einem gewissen Grad etwas tun, aber diese Übung trainiert intensiv die Außenseite der Oberschenkel. Knoten Sie das Theraband zu einer engen, etwa schulterbreiten Schlaufe. Legen Sie sich auf die Seite und schlingen Sie das Band um die Fußknöchel. Stützen Sie den Kopf nicht ab, sondern legen Sie ihn auf den Boden. Beide Beine sind nur wenig angewinkelt und liegen übereinander. Achten Sie auf ein gerades Becken: Kontrollieren Sie, ob Ihre Hüftknochen genau übereinander liegen ⓭.

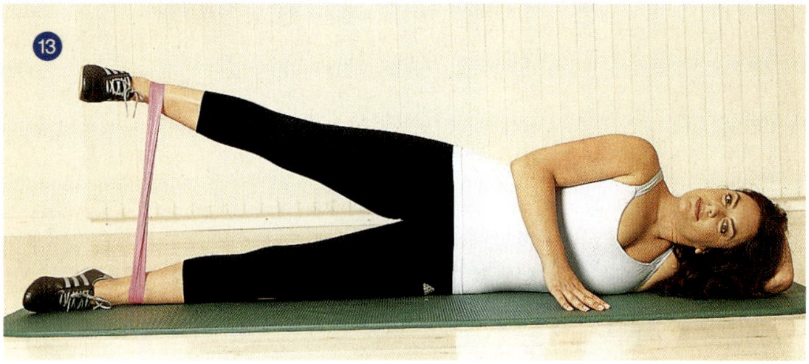

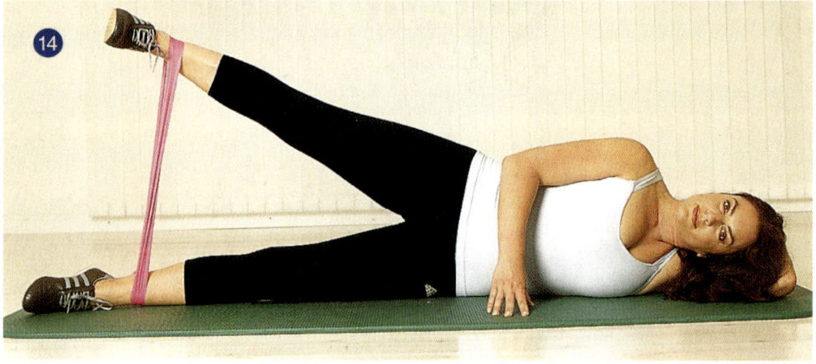

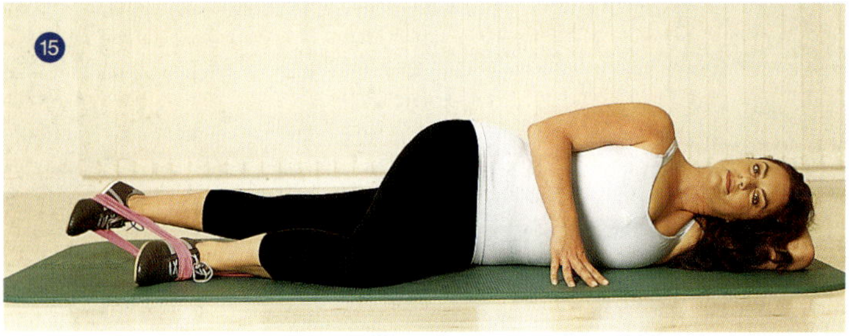

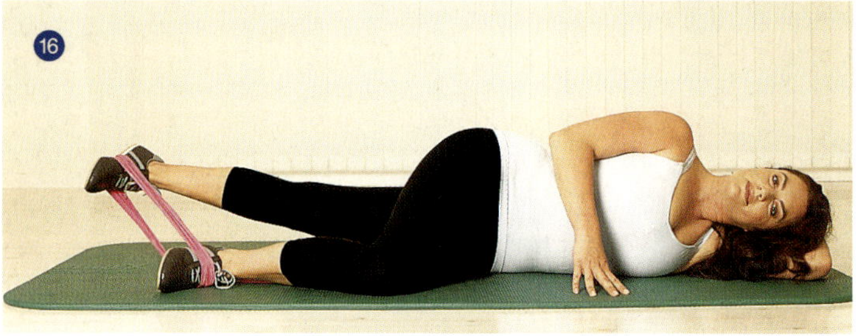

Heben Sie nun das obere Bein gegen den Widerstand des Bandes nach oben 14 und zurück. Legen Sie das Bein jedoch nicht ab. Auch in der Ausgangsposition sollte Spannung auf dem Gummiband sein. Wiederholen Sie die Übung in drei Sätzen mit je zwölf Wiederholungen auf beiden Seiten.

c) Um die Innenseite der Oberschenkel zu straffen, arbeiten Sie weiter mit dem zur Schlaufe geknoteten Theraband. Legen Sie sich auf die Seite und schlingen Sie das Band um die Fußknöchel. Stützen Sie den Kopf nicht auf, sondern legen Sie ihn auf dem Boden ab. Das untere Bein ist gestreckt, das obere liegt angewinkelt auf dem Boden 15. Achten Sie auch hier auf ein gerades Becken, die Hüftknochen sind genau übereinander.
Heben Sie nun das untere Bein gegen den Widerstand des Bandes leicht nach oben und hinten 16. Diese Bewegung ist sehr klein, aber trotzdem extrem wirksam, wie Sie schnell am Ziehen spüren werden. Wiederholen Sie die Übung in zwei Sätzen mit je 15 Wiederholungen auf beiden Seiten.

d) Wenn Sie sich jetzt noch der Rückseite Ihrer Oberschenkel widmen, ist das Programm für schöne Beine perfekt. Das Theraband ist immer noch

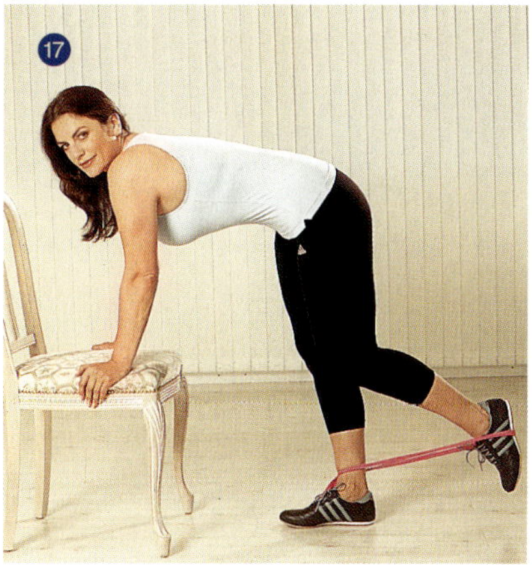

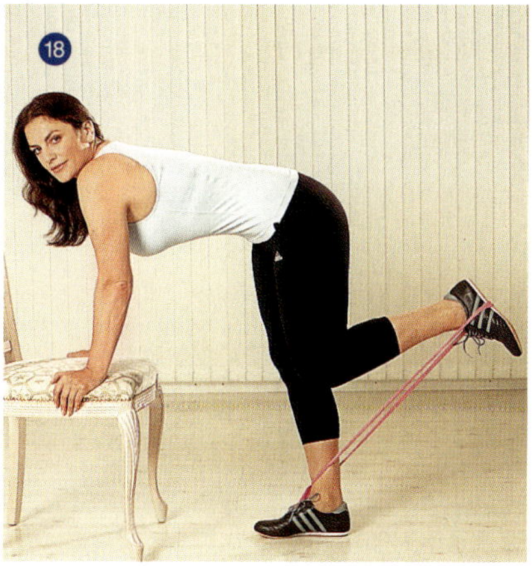

zur Schlaufe gebunden. Stützen Sie sich mit den Armen auf einem Stuhl ab und steigen Sie mit einem Fuß auf das Band. Schlingen Sie das Theraband um die Ferse des anderen Beines 17. Vergessen Sie nicht: Der Rücken bleibt gerade, machen Sie also keinen Buckel oder ein Hohlkreuz.

Führen Sie nun die Ferse in Richtung Po gegen den Widerstand des Bandes 18 und wieder zurück. Machen Sie die Übung in zwei Sätzen mit zwölf Wiederholungen je Bein.

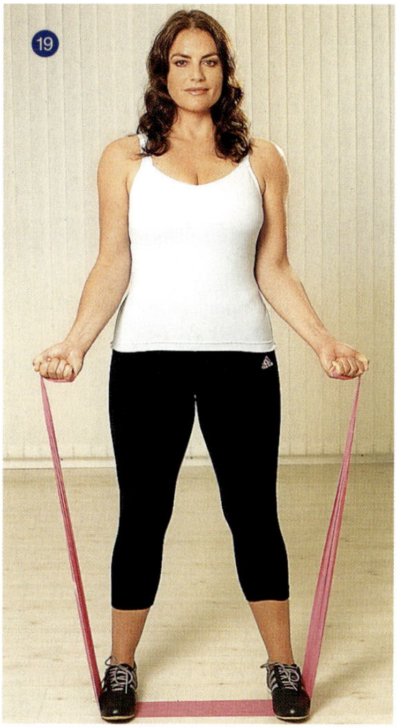

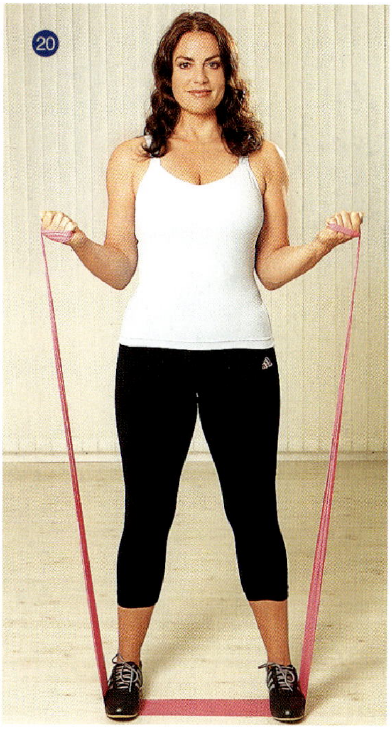

5. Oberarme: Wenn die Oberarme schlaff sind und sich Dellen in der Haut zeigen, traut sich kaum eine Frau ärmellose T-Shirts und Sommerkleider zu tragen. Straffen Sie das Gewebe mithilfe des Therabands. Stellen Sie sich auf

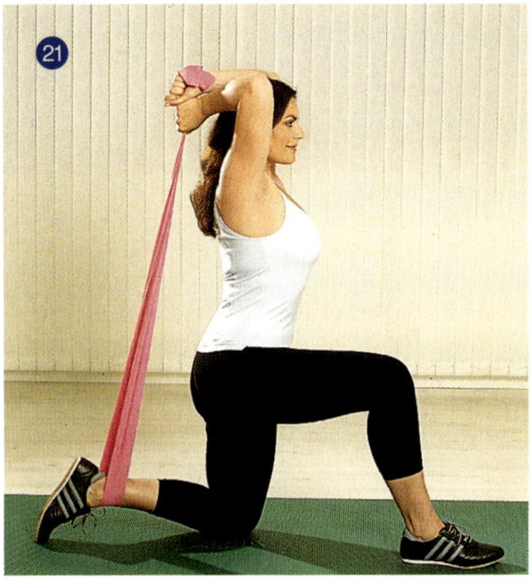

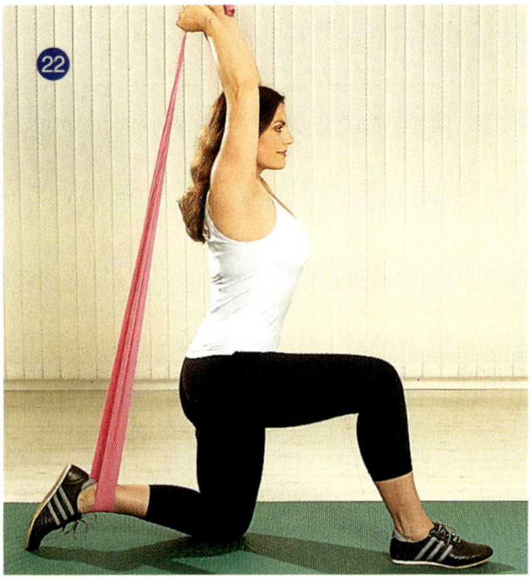

das Band und greifen Sie die Enden. Richten Sie sich auf; achten Sie auf einen geraden Rücken. Legen Sie die Oberarme fest an den Körper (19).
Bringen Sie die Fäuste zu den Schultern; bewegen Sie nur die Unterarme (20). Senken Sie die Arme wieder in die Ausgangsposition, ohne dabei die Handgelenke zu bewegen. Je kürzer Sie das Theraband fassen, um so mehr wird Ihr Bizeps trainiert. Machen diese Übung in zwei Sätzen mit je 15 Wiederholungen.

6. Trizeps: Nichts ist unweiblicher als hängende Oberarme. Testen Sie einmal, ob Ihre Arme wirklich fest sind. Stellen Sie sich vor einen Spiegel, heben Sie einen Arm und winken Sie sich zu, wie zum Abschied. Wenn die Armrückseite dabei herunterhängt und wackelt, ist es höchste Zeit, etwas für Ihren Trizeps zu tun.
Knien Sie sich mit einem Bein auf den Boden und schlingen Sie das Theraband um die Fessel des hinteren Beines. Führen Sie die Enden des Bandes hinter dem Körper nach oben über Ihre Schultern. Die Ellenbogen liegen eng am Kopf an, die Oberarme berühren die Ohren (21).
Strecken Sie die Unterarme nach oben (22) und dann wieder zurück in die Ausgangsposition. Wichtig: Nur die Unterarme werden bewegt. Trainieren Sie diese Übung in zwei Sätzen mit je zwölf Wiederholungen.

7. Schultern: Um Ihre Schultern zu modellieren, stellen Sie sich auf das Band und greifen die Enden. Richten Sie sich auf. Achten Sie auf einen geraden Rücken (23).

Ziehen Sie nun die gestreckten Arme seitlich nach oben bis auf Schulterhöhe 24 und senken Sie die Arme dann genauso gestreckt langsam wieder. Bewegen Sie dabei nicht die Handgelenke. Je kürzer Sie das Theraband fassen, um so mehr arbeiten Ihre Schultermuskeln. Machen diese Übung in zwei Sätzen mit je zehn Wiederholungen.

8. Brust: Um Ihre Brustmuskeln für ein attraktives Dekolleté zu festigen, setzen Sie das Theraband als Expander an. Legen Sie sich auf den Rücken, heben Sie die Arme gestreckt und halten Sie das Band etwa schulterbreit über dem Gesicht 25. Öffnen Sie nun langsam die gestreckten Arme bis zum Boden und ziehen Sie dabei das Theraband auseinander 26. Halten Sie das Band so kurz, dass es bei geöffneten Armen sehr straff ist. Turnen Sie die Übung in zwei Sätzen mit je zwölf Wiederholungen.

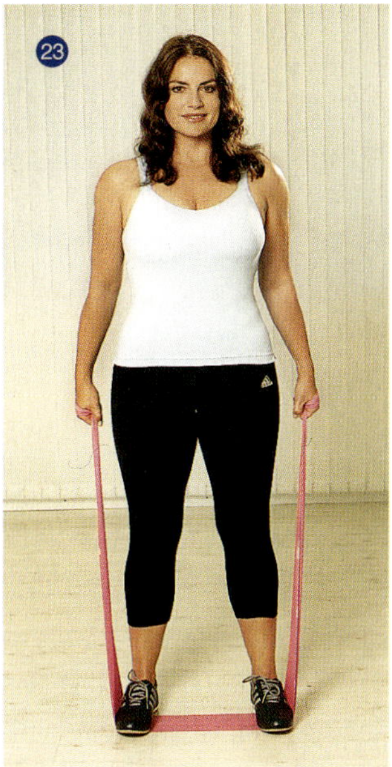

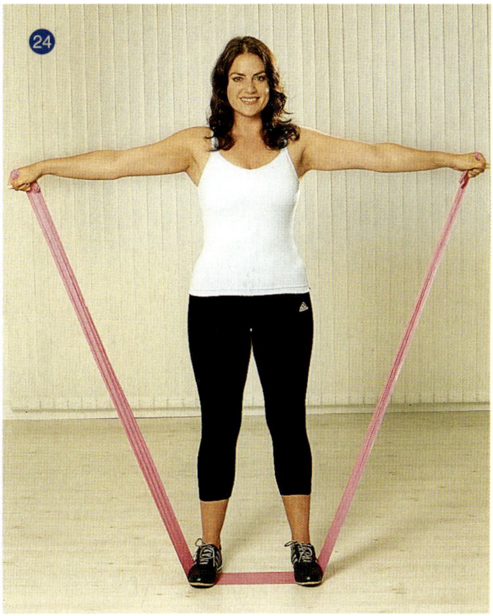

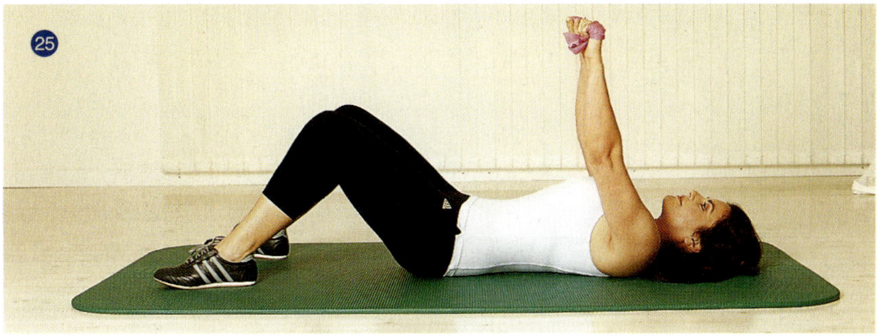

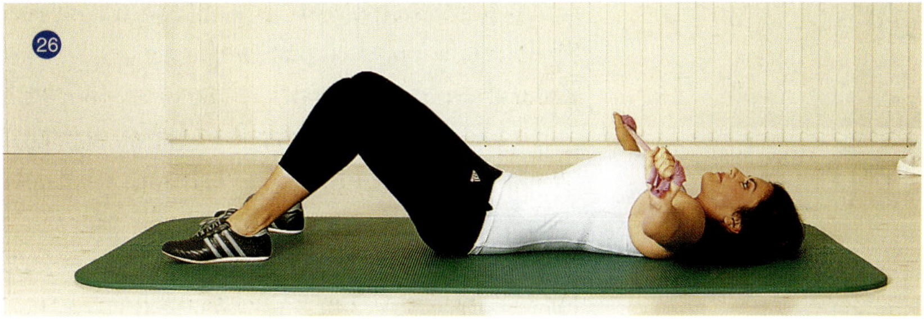

Mein Turbo-Workout für die Bikinifigur

Sie wollen in nur 30 Tagen eine Traumfigur bekommen, um am Strand gut auszusehen? Im Prinzip ist das möglich, wenn Sie

1. Ihre Ernährung umstellen und einen Monat lang besonders diszipliniert auf Alkohol, Zucker, Fett und Weißmehlprodukte verzichten. (Mehr zum Thema Abnehmen lesen Sie ab Seite 98.)
2. mit einer Ausdauersportart starten, z. B. mit dem Laufen. Wenn Sie drei- bis viermal pro Woche mindestens 45 Minuten im aeroben Bereich trainieren, kurbelt das die Fettverbrennung an. (Lesen Sie mehr dazu ab Seite 76.)
3. drei- bis viermal pro Woche ein Workoutprogramm durchführen, wie Sie es auf den nächsten Seiten finden.

Vor und nach jedem Training sollten Sie die Muskeln dehnen. Entsprechende Übungen finden Sie in meinem Workoutprogramm für jeden Tag (ab Seite 38).

Wer sich konsequent an diese drei Punkte hält, stellt binnen eines Monats garantiert eine Veränderung an seiner Figur fest: Die Bauchröllchen schmelzen, Po und Beine werden fest und schlank.

Bikini-Turbo-Workout – so geht's

Für den Bikini-Turbo-Workout brauchen Sie Gewichte, die Sie in jedem Sportgeschäft kaufen können. Für das Training mit Hanteln gilt: je schwerer das Gewicht, desto stärker der Muskelzuwachs. Sie aber wollen keine Muskelberge, sondern die Muskeln nur trainieren, straffen und in Form bringen. Deshalb wählen Sie ein leichtes Gewicht, zwei bis drei Pfund sind völlig ausreichend. Damit gelingen Ihnen mehr Wiederholungen als mit schweren Hanteln, und je häufiger Sie einen Bewegungsablauf durchführen und die Muskeln ermüden, umso wirksamer ist das. Ideal ist es, wenn Sie den Workout Ihrem Ausdauertraining anschließen. Dann sind Ihre Muskeln bereits angewärmt.

Ihr Trainingspensum sollte folgendermaßen aussehen: In den ersten zehn Tagen trainieren Sie jede Übung mit zwei Sätzen und je 10 bis 15 Wiederholungen, in den nächsten zehn Tagen steigern Sie sich auf drei Sätze und in den letzten zehn Tagen auf vier Sätze.

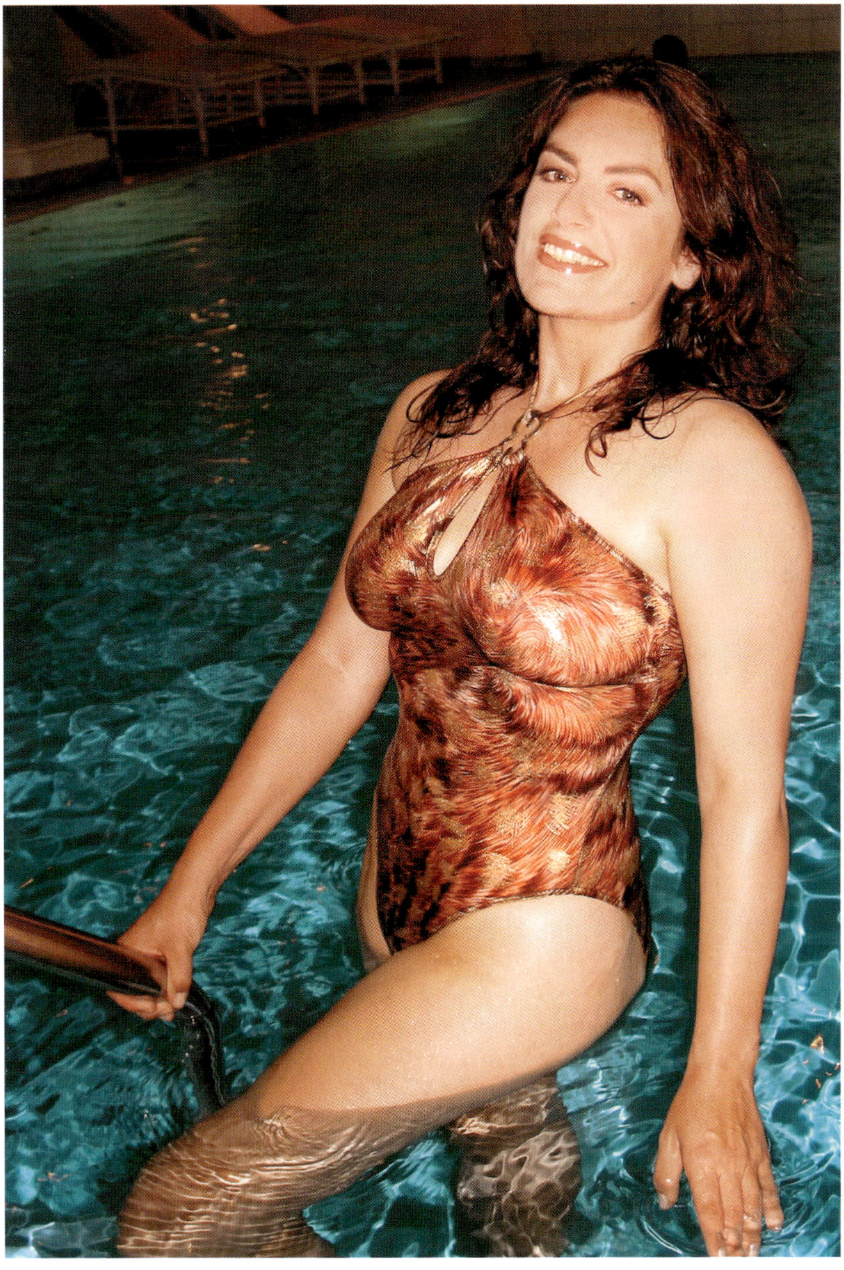

Beginnen Sie Ihr Bikini-Workout-Training zur Osterzeit. Dann ist Ihre Figur bis zum Sommerbeginn in Topform.

Die Übungen

1. Bizeps: Für feste, wohlgeformte Arme beginnen Sie mit einer Bizepsübung. Stellen Sie sich aufrecht hin, am besten mit dem Rücken zu einer Wand. Die Beine sind hüftbreit geöffnet, die Knie leicht gebeugt. Legen Sie die Oberarme fest am Körper an. Halten Sie die beiden Hanteln fest ❶.

Beugen Sie nun die Unterarme vor dem Körper, bis die Hanteln auf Schulterhöhe sind ❷. Bewegen Sie dabei nicht die Handgelenke. Senken Sie die Arme nun wieder, strecken Sie sie aber nicht ganz. Die Arme bleiben während des Training immer unter Spannung. Konzentrieren Sie sich auf Ihren Bizeps. Fühlen Sie, wie er arbeitet und genießen Sie das leichte Brennen. Es zeigt Ihnen, dass der Muskel reagiert. Wenn Sie die Unterarme etwas nach außen drehen, trainieren Sie den äußeren Bizeps stärker. Bleiben die Unterarme vor dem Körper, arbeitet vorrangig der innere Bizeps.

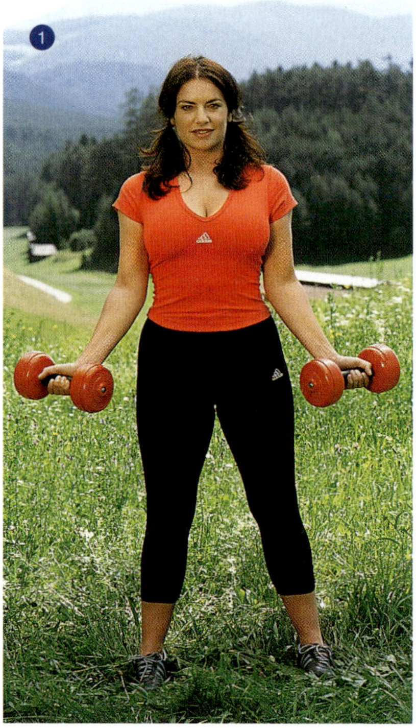

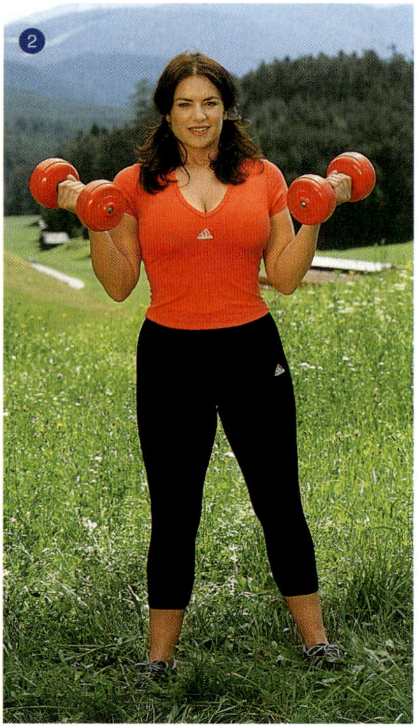

2. Schultern: Für den Schulterworkout setzen Sie sich am besten auf einen Stuhl. So halten Sie den Rücken gerade. Sie können Ihre Schultern aber auch im Stehen trainieren. Dann sind die Beine wieder hüftbreit geöffnet und die Knie leicht gebeugt. Halten Sie die Hanteln fest. Heben Sie die Unterarme neben dem Körper. Das Gelenk am Ellenbogen bildet einen 90-Grad-Winkel. Die Handflächen zeigen in dieser Position nach innen ③. Heben Sie nun die Arme zur Seite, bis Ellenbogen und Handgelenke auf Schulterhöhe sind ④. Die Schultern selbst bleiben dabei unten. Ziehen Sie sie also nicht in Richtung Ohren. Es bewegen sich nur die Arme. Die Handgelenke dürfen keinesfalls gebeugt werden.

3. Trizeps: Widmen Sie sich nun der Armrückseite. Dieser Teil des Oberarms erschlafft am schnellsten, weil wir im Alltag den Trizeps kaum beanspruchen. Nach diesem Training wissen Sie aber garantiert, welchen Muskel ich meine. Sie kön-

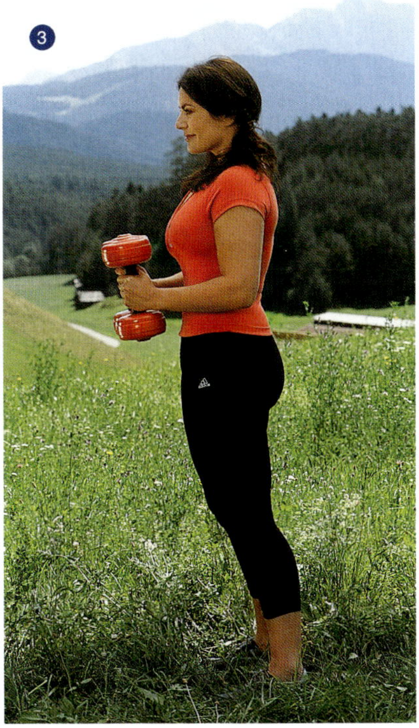

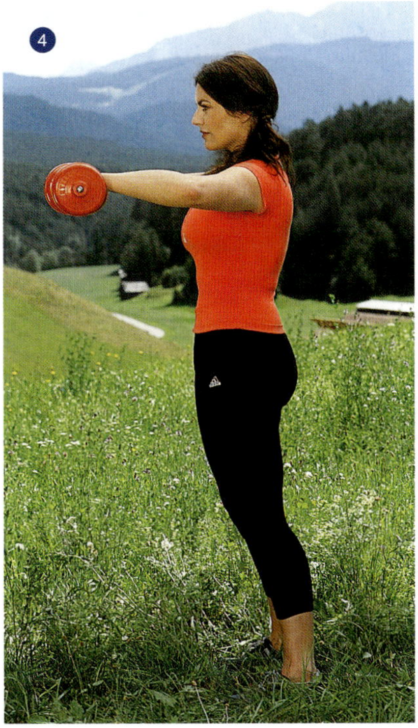

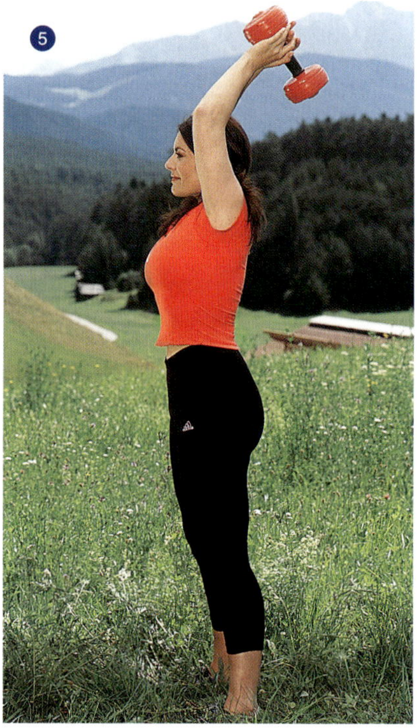

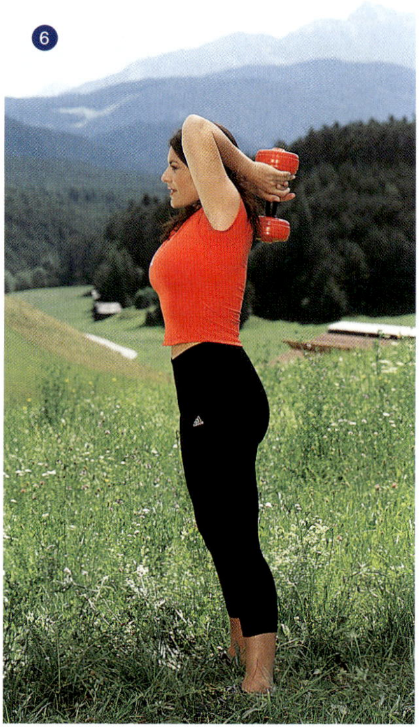

nen diese Übung im Stehen machen. Aber wenn Sie sich auf einen Stuhl mit Rückenlehne setzen, wird der Rücken stabilisiert. Nehmen Sie eine Hantel mit beiden Händen und halten Sie diese mit fast gestreckten Armen über den Kopf. Legen Sie die Oberarme an die Ohren 5.
Bei dem Workout bewegen sich nur noch die Unterarme. Beugen Sie die Arme hinter dem Kopf 6 und strecken Sie sie dann wieder. Diese kleine Bewegung reicht aus, um Ihren Armen den letzten Schliff zu geben. Während der ganzen Übung bleiben die Oberarme in ihrer Position.

4. Brust: Um Ihren Busen in Topform zu bringen, legen Sie sich auf den Rücken. Strecken Sie die Arme weit neben den Körper. Die Handrücken zeigen zum Boden 7. Heben Sie nun langsam die Arme gestreckt nach oben, bis sich die beiden Hanteln berühren 8. Die Hanteln stehen parallel zueinander. Denken Sie daran, dass die Ellenbogen nicht durchgedrückt, sondern leicht gebeugt sind. Dann sen-

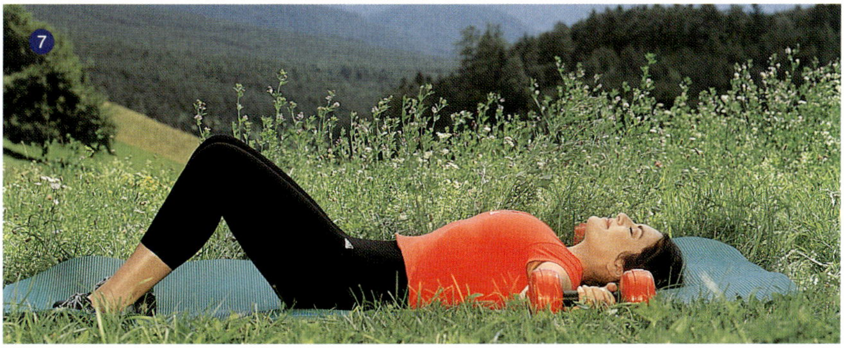

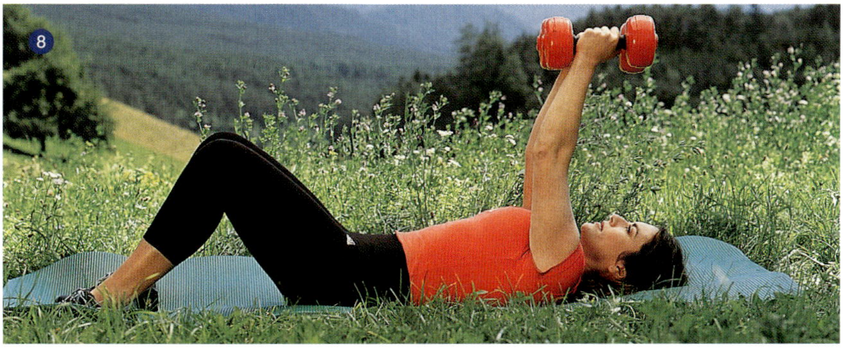

ken Sie genauso langsam und sehr kontrolliert die Arme wieder nach unten. Arme nicht ablegen, sondern in der Luft halten.

5. Rücken: Für das Rückentraining bleiben Sie auf dem Boden liegen und fassen eine Hantel mit beiden Händen. Strecken Sie die Arme vor dem Körper, sodass die Hantel über Ihrem Gesicht ist. Stellen Sie die Beine auf 9.
Mit fast gestreckten Armen – die Ellenbogen bleiben stets leicht gebeugt – senken Sie nun die Hantel hinter Ihren Kopf 10. Dann heben Sie die Hantel langsam wieder über den Kopf.

6. Bauch: Auch für Ihr Bauchmuskeltraining bleiben Sie auf dem Rücken liegen und stellen die Beine auf. Die Fußsohlen bleiben fest am Boden. Sollten Sie ein Hohlkreuz haben, stellen Sie die Füße auf die Fersen. Nehmen Sie nun die Arme mit den Hanteln vor die Brust. Heben Sie den Kopf leicht an 11. Bewegen Sie

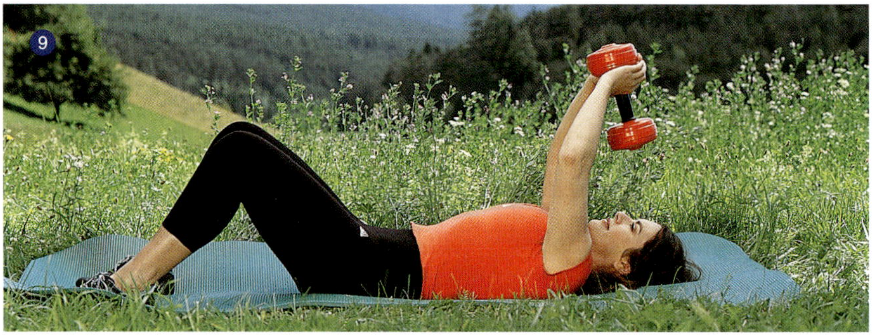

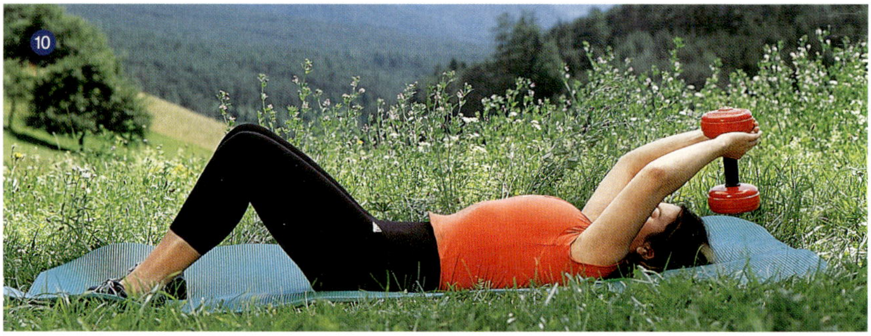

dabei nicht Ihr Kinn in Richtung Brustbein. Heben Sie nun Ihren Oberkörper langsam an, sodass die Schultern vom Boden abheben. Stellen Sie sich dabei vor, dass Sie Ihren untersten Rippenbogen in Richtung Hüftknochen ziehen. Beim Zurückgehen legen Sie die Schultern nicht mehr am Boden ab. Während der Zeit des Workouts bleibt der Bauch angespannt ⓬. Beim ersten Satz bleiben die Füße fest am Boden.

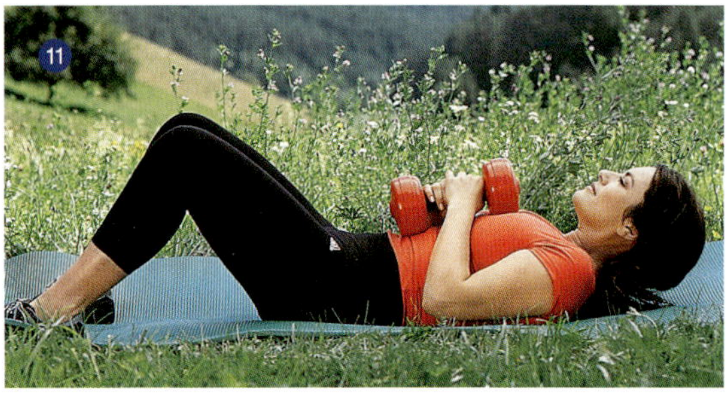

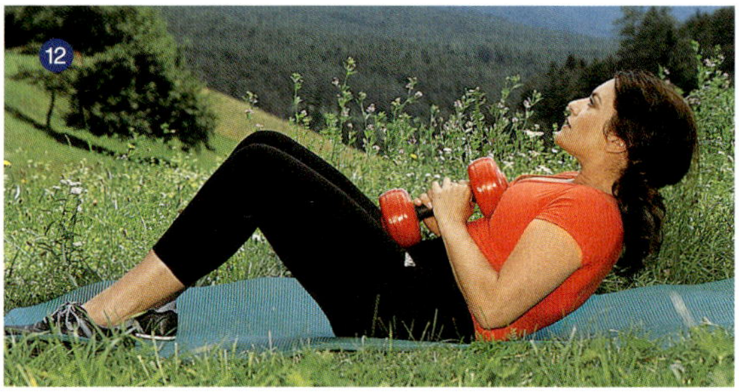

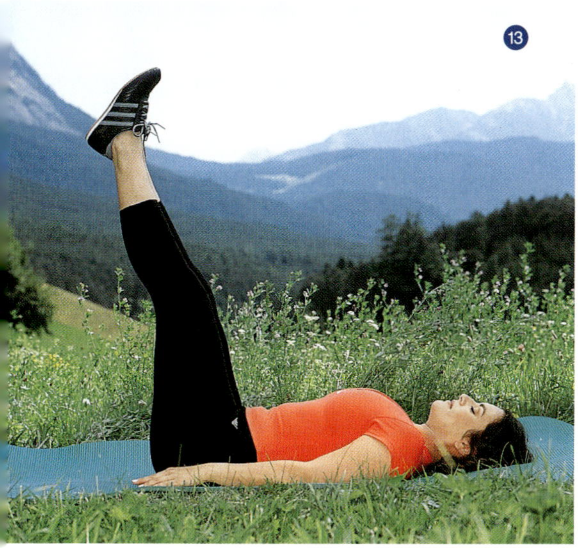

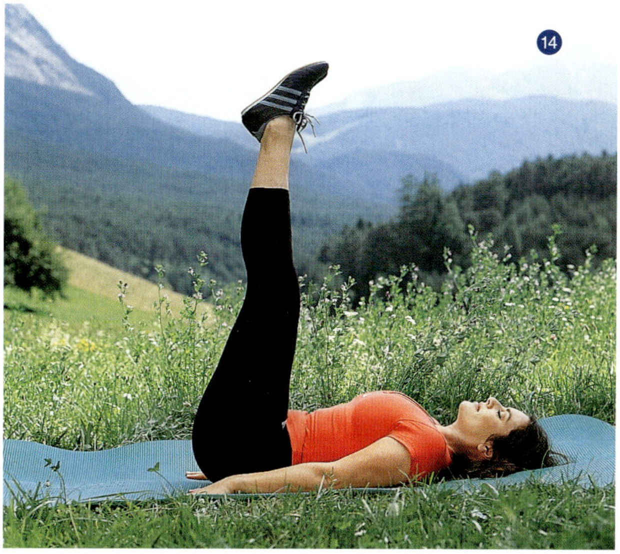

Im zweiten Satz geben Sie noch etwas mehr Gas und heben die Füße an und kreuzen sie. Heben Sie nun genauso wie zuvor Ihren Oberkörper. Die Übung ist jetzt gleich doppelt so schwer.

7. Unterbauch: Damit sich der Unterbauch, das kleine Bäuchlein unterhalb des Nabels, strafft, trainieren Sie diesen Teil des Bauchmuskels besonders intensiv. Legen Sie sich auf den Rücken und ziehen Sie die Beine gestreckt nach oben ⑬. Ziehen Sie die Beine in Richtung Brust und heben Sie dabei leicht das Becken vom Boden ab ⑭. Die Bewegung ist zwar winzig, aber dennoch sehr anstrengend. Konzentrieren Sie sich bei der Übungsausführung auf Ihren unteren Bauch, der die Arbeit macht.

8. Taille: Eine Form wie eine Sanduhr ist zwar »out« und entspricht auch nicht mehr dem heutigen Ideal, aber an einer schmalen Taille sollten Sie trotzdem arbeiten. Legen Sie sich für die folgende Übung auf den Rücken, breiten Sie die Arme aus. Dann strecken Sie beide Beine senkrecht in die Luft ⑮.
Senken Sie jetzt beide Beine gestreckt zur Seite, ohne dass Sie dabei die Schultern vom Boden abheben ⑯. Um das Gewicht zu halten, brauchen Sie die seit-

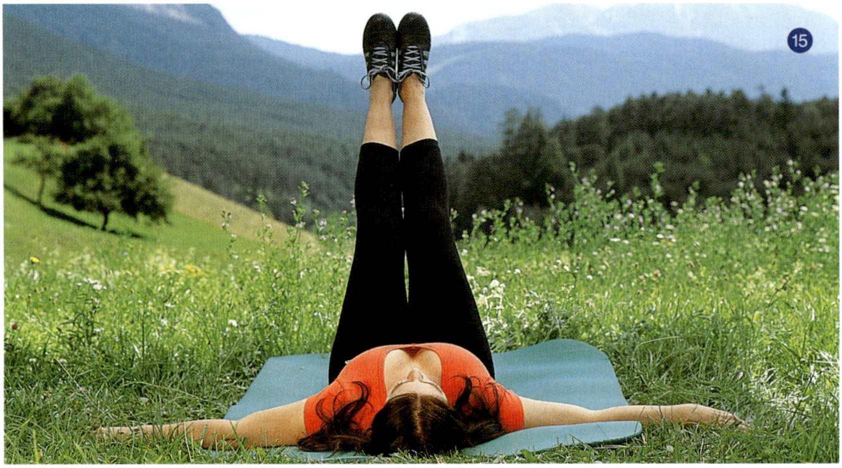

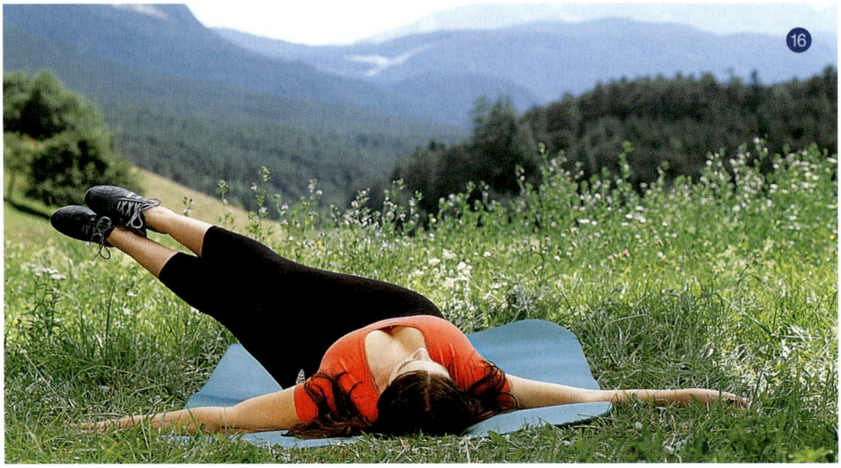

lichen Bauchmuskeln. Heben Sie dann die Beine nicht mit Schwung, sondern kontrolliert wieder nach oben. Dann senken Sie sie in die andere Richtung. Die Beine gehen nie bis ganz zum Boden.

9. Beine und Po: Mit dieser Übung können Sie Beine und Po gleichzeitig trainieren. Nehmen Sie beide Hanteln in die Hände und machen Sie einen großen Ausfallschritt nach vorne ⑰. Nun senken Sie das vordere Bein in Richtung Boden.

Zwischen Ober- und Unterschenkel sollte ein Winkel von 90 Grad entstehen 18. Geht das Knie über die Fußspitzen hinaus, ist die Bewegung falsch. Der Oberkörper bleibt dabei kerzengerade. Die Kraft kommt bei dieser Übung aus dem hinteren Bein. Wechseln Sie im Anschluss die Position, um das andere Bein zu trainieren.

10. Beine und Po: Beenden Sie Ihr Bein- und Potraining mit einer so genannten schweren Kniebeuge. Stehen Sie dazu aufrecht und nehmen Sie beide Hanteln in die Hände. Machen Sie einen großen Schritt zur Seite, sodass die Beine mehr als schulterbreit geöffnet sind 19.
Die Zehen zeigen nach außen. Nun beugen Sie die Beine 20. Das Gewicht ist nach hinten auf die Fersen verlagert, sodass Sie die Fußspitzen anheben können. Der Rumpf beugt sich leicht nach vorne, der Rücken bleibt dabei jedoch gerade. Stellen Sie sich vor, Sie würden sich auf einen Stuhl setzen. Gehen Sie in die Hocke, bis Sie ein Ziehen spüren.

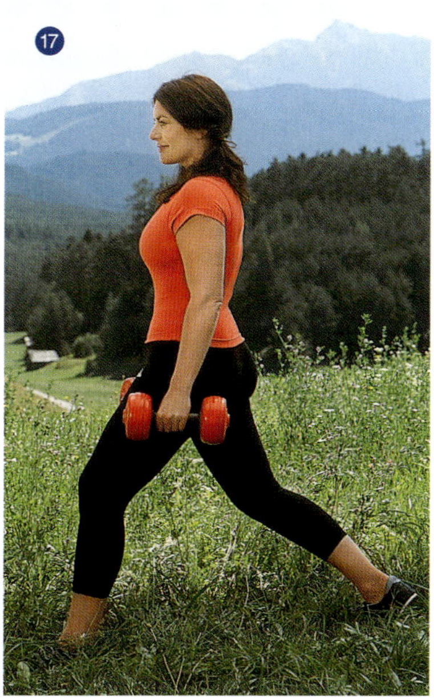

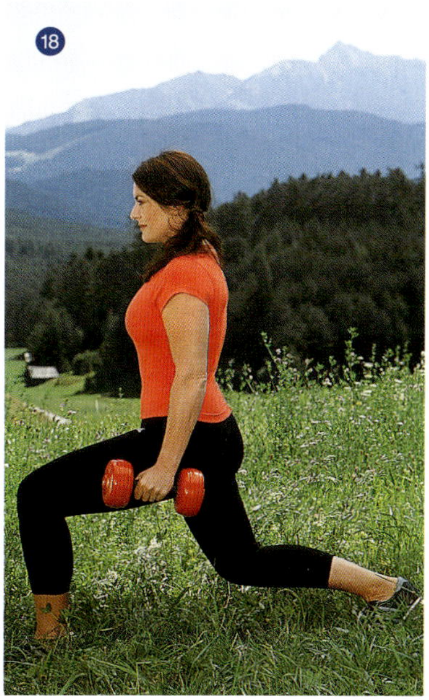

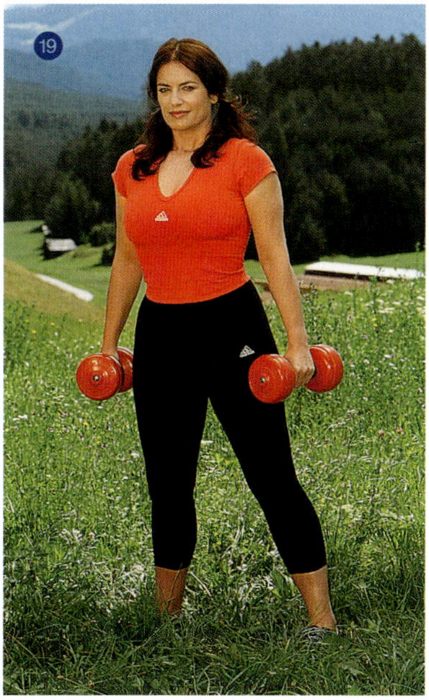

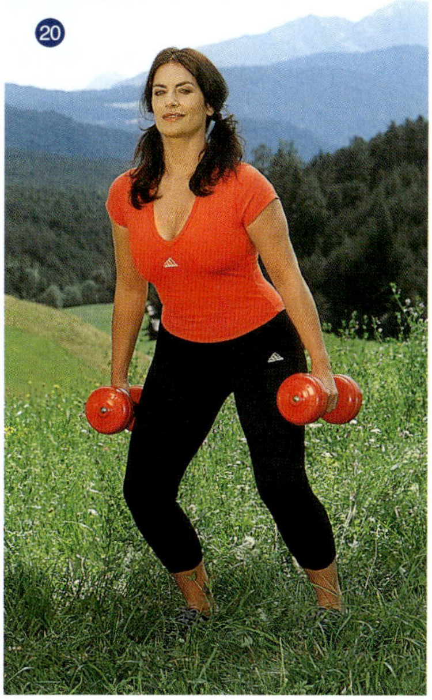

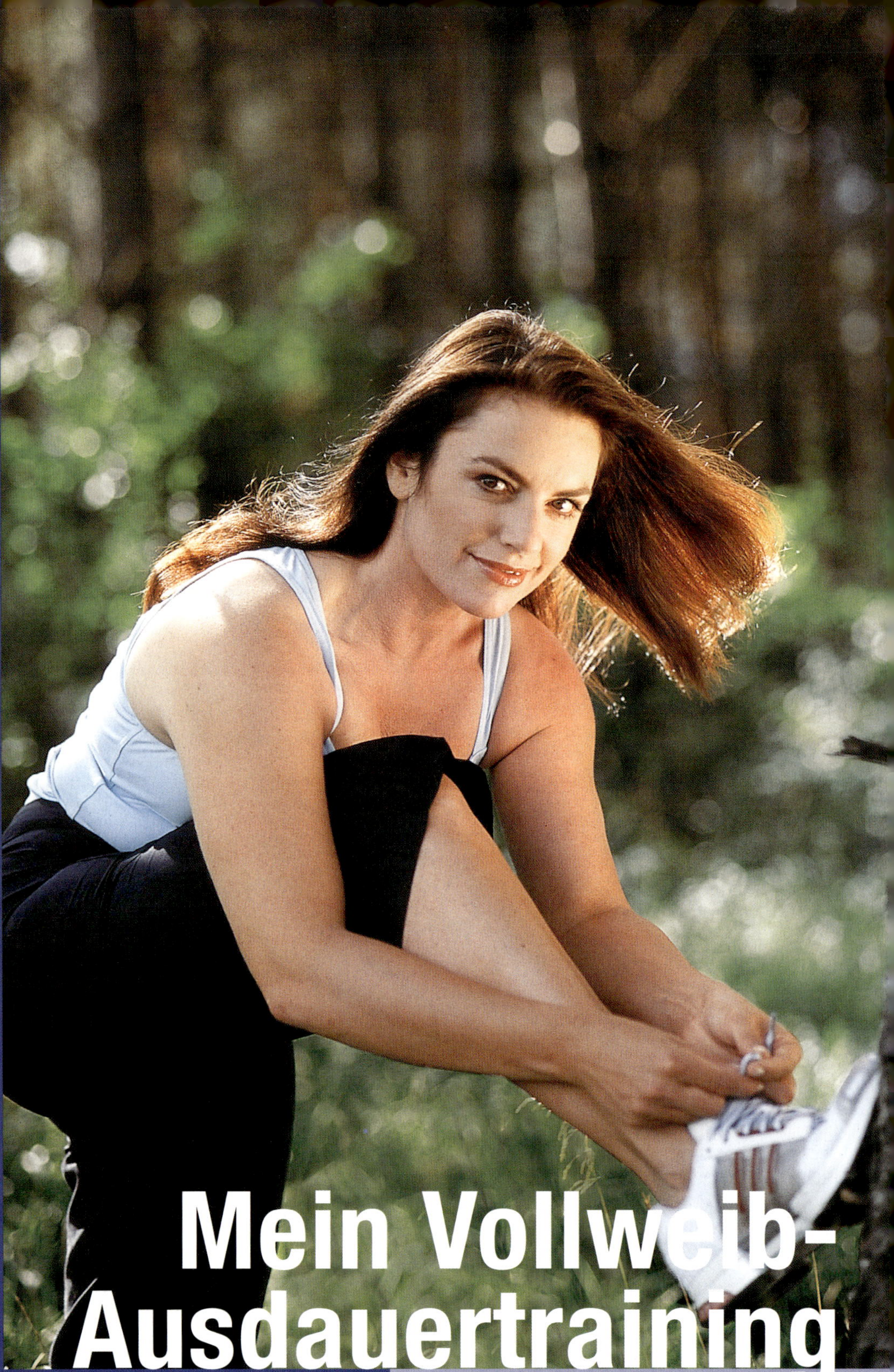

Mein Vollweib-Ausdauertraining

Fatburning gegen die Pfunde

Man kann natürlich auch abnehmen ohne Sport zu treiben. Aber mit Bewegung geht es schneller und leichter. Gesund, fit und schlank – so könnte man das Ergebnis regelmäßigen Ausdauersports zusammenfassen. Zu den Ausdauersportarten zählen z. B. Laufen, Walken, Rad fahren, Schwimmen, Ski-Langlauf, Rollerskaten und auch Golf. Die lange andauernde Bewegung fordert Herz, Kreislauf, Lungen und Muskeln. Das Training bleibt dabei im aeroben Bereich: Die Muskeln verbrauchen nur so viel Sauerstoff, wie sie aufnehmen können. So kommt man auch nie aus der Puste und verbrennt gleichzeitig Fett. Deshalb schwöre ich darauf. Für mich habe ich das Laufen entdeckt. Damit halte ich mich fit und meine Figur in Form. Wenn es der Drehplan zulässt, laufe ich jeden Tag eine Stunde und länger. Aber auch schon 30 Minuten reichen. Ich fühle mich durchs Laufen entspannter, gesünder und frischer. Für mich ist es das wirksamste Schönheitsmittel.

Fatburning – laufen Sie den Pfunden davon

Durch meine sportlichen Eltern motiviert, spielte ich als Kind Volleyball in der Schulmannschaft und besuchte Judokurse. Bei allen Sportarten stand für mich die Freude am Spiel im Mittelpunkt. Als ich dann in der Pubertät Gewichtsprobleme bekam, animierte mich meine Mutter, mit ihr zum Laufen zu gehen. Zum Glück ließ sie nicht locker, denn Laufen machte mir damals keinen Spaß. Ich hatte 15 Kilogramm zu viel; die machten sich bei jedem Schritt bemerkbar. Wie alles, was man tun muss, war mir die tägliche Lauferei damals nur lästig. Heute hat sich meine Einstellung dazu völlig verändert. Ich genieße das Laufen, es entspannt und erfrischt mich, und es hält geistig und körperlich fit.
Wenn meine Mutter und ich liefen, versuchten wir möglichst schnell zu sein und legten immer wieder Zwischenspurts ein. Nach einer halben Stunde waren wir total erschöpft, unser Puls raste. Was wir damals noch nicht wussten: Um beim Laufen Fett zu verbrennen und abzunehmen, muss man langsam, aber lange Strecken laufen. Der Pulsschlag darf dabei eine gewisse Frequenz nicht über-

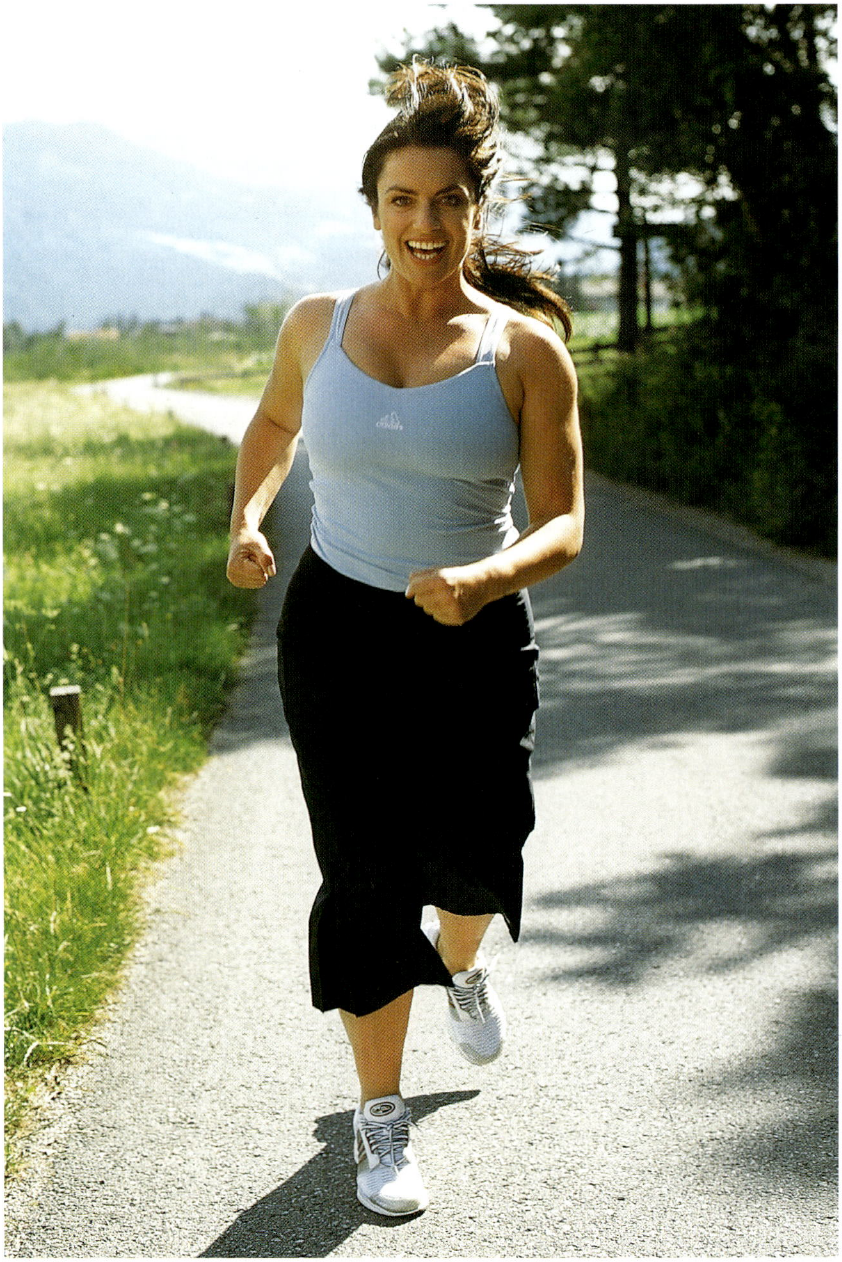

Laufen Sie nicht zu schnell. In der Ruhe liegt die Kraft. Nur wer mit dem richtigen Tempo läuft, überanstrengt sich nicht und verbrennt dabei Fettpölsterchen.

schreiten. Von diesen aeroben Trainingsmethoden hatten wir damals noch keinen Schimmer.

Unsere Form des Laufens trainierte zwar das Herz-Kreislauf-System und steigerte die Kondition, brachte aber kaum etwas in puncto Abnehmen. Wir ahnten nichts von den Laufgeheimnissen, die die Fettverbrennung fördern. Das Fitnessfachwissen, das heute fast jeder Laie hat, war in den Siebzigern in der breiten Öffentlichkeit unbekannt.

Das Tempo ist entscheidend

Mein wichtigster Tipp für die optimale Laufmethode lautet: Laufen Sie langsam! Mein Lauftempo ist so gemächlich, dass ich mich dabei unterhalten kann. Von Atemnot keine Spur. Wer abnehmen will, muss das Tempo drosseln, auch wenn es schneller ginge. Nur bei einer dosierten Geschwindigkeit verbrennt der Körper Fettdepots. In der Tabelle sehen Sie den Unterschied.

Lauftempo	langsam	schnell
Dauer in Minuten	50	90
Kalorienverbrauch	500	900
Verbrauch von Fett in Gramm	40	20
Verbrauch von Kohlenhydraten in Gramm	56	190

Obwohl man langsamer gelaufen ist, verbrennt man schon nach 50 Minuten das doppelte an Fett, als in 90 Minuten bei hohem Tempo. Der Körper braucht beim schnellen Laufen sofort verfügbare Energie; die holt er sich nicht aus den Fettdepots, sondern aus den Muskeln in Form von Kohlenhydraten. Wenn Sie beim Laufen Fett loswerden wollen, dann heißt es: Tempo drosseln. So hat der Muskel genügend Sauerstoff, um das Fett (aerob) zu verbrennen. Außerdem läuft so jeder ohne Anstrengung, egal ob trainiert oder Einsteiger, jung oder alt.

Laufen Sie möglichst lange

Auch die Dauer des Ausdauertrainings ist wichtig. Hier gilt: je länger, desto besser. Lange laufen heißt: mindestens 30 Minuten am Stück. Erst dann kommen Sie bei der Energieverbrennung an Ihre Fettdepots heran. Wer dagegen Gas gibt, mit hochrotem Kopf joggt und dann nach zehn Minuten keine Luft mehr bekommt, trainiert falsch. Wenn man sich anstrengt und außer Puste kommt, geht dem Muskel der Sauerstoff aus. Um schnell an Energie zu kommen, verbrennt der Körper Kohlenhydrate (anaerob). Deshalb habe ich kein Problem damit, wenn mich schnellere Läufer überholen. Denn ich als trainierte Läuferin schaffe langsam meine 90 Minuten. Halten Sie sich immer nur vor Augen: In der Ruhe liegt die Kraft!

Wer regelmäßig läuft, verändert seinen Körper – nicht nur äußerlich.

Laufen ohne zu schnaufen

Wichtig beim Laufen: Prüfen Sie Ihren Puls. Der sollte bei mindestens 110 Schlägen pro Minute liegen, aber 130 Schläge pro Minute nicht übersteigen. Wer sich überanstrengt, nimmt weder ab, noch tut er seinem Körper etwas Gutes. Ich laufe mit einem Tempo von maximal 7,5 Stundenkilometern. Das heißt, ich brauche für einen Kilometer acht Minuten. (Der Weltmeister im Marathon läuft 1000 Meter in weniger als drei Minuten.) Mein Puls bewegt sich dabei um 125 Schläge pro Minute. Das ist nicht schnell, aber extrem wirksam.

Mein Tipp für Neueinsteiger: Wer ganz sicher sein will, kauft sich einen Pulsmesser. Ich trage so ein Gerät während des Laufens am Handgelenk, damit ich genau auf meinen Puls achten kann. Nur mit kontrolliertem Tempo strengt Laufen nicht an und Sie erreichen, dass Ihr Körper dabei Fett verbrennt.

Alter	RP 50	RP 60	RP 70	RP 80	RP 90
20	130–140	134–144	138–148	142–152	146–156
25	127–137	131–141	135–145	139–149	143–153
30	124–134	128–138	132–142	136–146	140–150
35	121–131	125–135	129–139	133–143	137–147
40	118–128	122–132	126–136	130–140	134–144
45	115–125	119 –129	123–133	127–137	131–141
50	112–122	116–126	120–130	124–134	128–138
55	109–119	113–123	117–127	121–131	125–135
60	106–116	110–120	114–124	118–128	122–132
65	103–113	107–117	111–121	115–125	119–129
70	100–110	104 –114	108–118	112–122	116–126

Die nebenstehende Tabelle zeigt, wie der optimale Trainings-Puls – angepasst an Alter und Ruhepuls – aussieht.

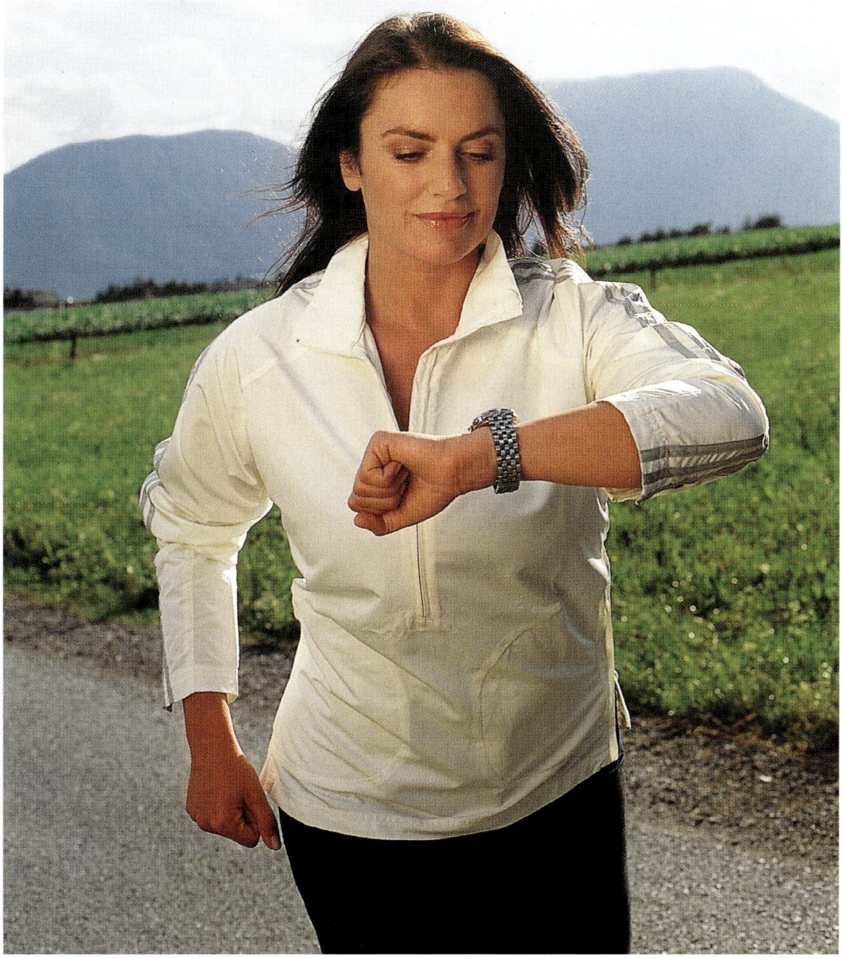

Der Puls diktiert die Geschwindigkeit. Bleiben Sie bei 110 bis 130 Schlägen pro Minute, dann stimmt Ihr Lauftempo und Sie bleiben im aeroben Bereich.

Laufen – eine Wohltat für den Körper

Bewegung ist eine Wohltat für den Körper. Durch das Laufen (aber auch durch andere Ausdauersportarten) steigt die Belastbarkeit des Körpers, der Blutdruck wird gesenkt und der Herzmuskel gestärkt.

Laufen verbrennt Fett

Laufen wirkt so effektiv wie keine andere Sportart auf den Fettstoffwechsel. Die Zahl der fettabbauenden Enzyme steigt durch ein kontinuierliches Training an. Der Körper verbrennt sogar nachts im Schlaf Fett. Im Durchschnitt haben Menschen, die regelmäßig laufen, zehn Prozent weniger Körperfett; das zeigt sich sichtbar an der Figur. Untersuchungen haben ergeben, dass regelmäßiges Laufen außerdem den Kalorienverbrauch steigert. Wer zehn Jahre lang regelmäßig Sport getrieben hat, hat pro Tag einen Grundumsatz von über 1500 Kalorien. Im Vergleich bringen Sesselhocker es nur auf 1000 Kalorien. Und Sport kann noch viel mehr: Er entgiftet die Leber, sorgt für erholsamen Schlaf, fördert das Körperbewusstsein und die Libido – alles keine schlechten Nebenwirkungen, oder?

Laufen ist ein wahres Lebenselixier: Es kurbelt die Fettverbrennung an, verbessert die Haltung und sorgt durch den Ausstoß von Endorphinen für Glücksgefühle.

Laufen verändert unser Leben

Wer regelmäßig läuft, verändert gleichzeitig seine Einstellung zu vielen Dingen. Man beginnt instinktiv sich gesund zu ernähren. Raucher werden allmählich den Impuls spüren, mit den Zigaretten aufzuhören. Der Körper verlangt mehr nach guten Kohlenhydraten, Eiweiß, Obst und Gemüse. Von Fett will er nichts mehr wissen. Durch das gleichzeitige und stetige Muskeltraining verbessert sich die Körperhaltung. Wer ein schlechte Haltung hatte, wird sich wundern: Ganz allmählich strafft man den Rücken, zieht den Bauch ein und nimmt die Schultern zurück. Sie werden sehen, Ihr neues Auftreten wird Wirkung zeigen: Sie betreten einen Raum und jeder dreht sich nach Ihnen um.

Laufen macht süchtig nach mehr

Beim Laufen wird achtmal mehr Sauerstoff in die Lungen gepumpt als im Ruhezustand. Das wirkt nicht nur wie eine Frischzellenkur, es entspannt auch und beflügelt. Erfolgs- und Termindruck, Sorgen oder Stress belasten jeden. Ich verrate kein Geheimnis, wenn ich dagegen das Laufen empfehle. Schon nach wenigen Minuten schweben die Gedanken davon. Meistens lerne ich beim Laufen meine Texte für die nächste Rolle. Manchmal nehme ich aber auch den Walkman mit und lasse mich von der Musik begleiten. Das Laufen ermöglicht mir beides: abzuschalten und mich zu konzentrieren.

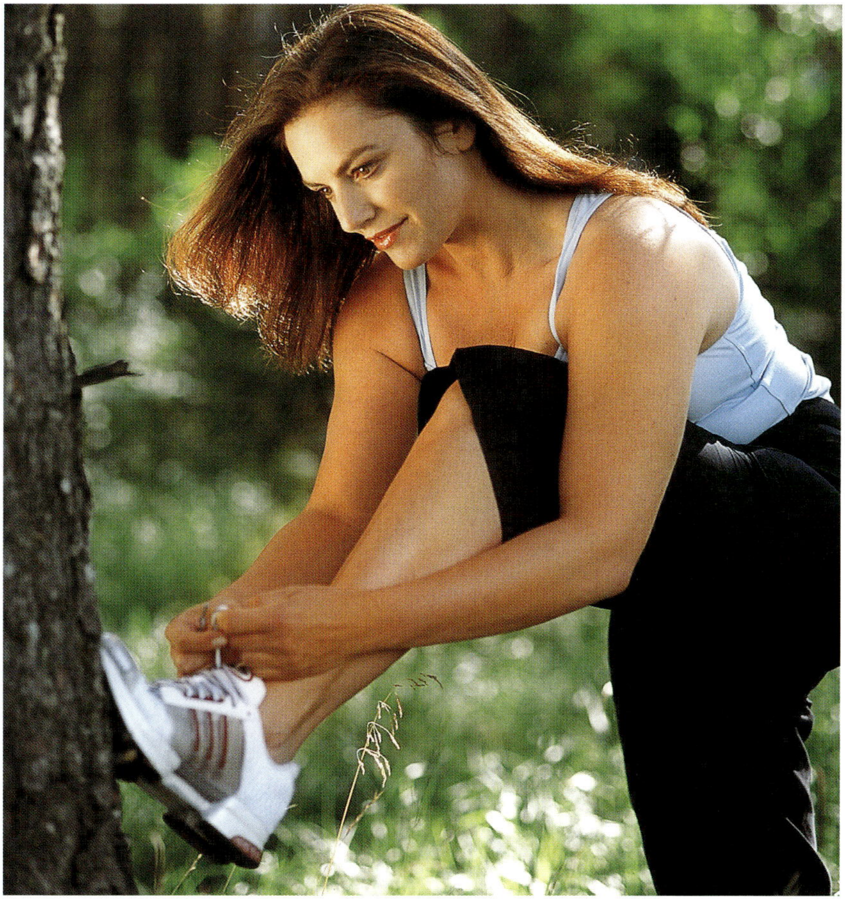

Ob Sie im Wald, im Park oder auf den Sportplatz Ihre Runde drehen, ist egal. Hauptsache, Sie laufen auf einem weichen Untergrund, der Wirbel und Gelenke schont.

Schuhe an und loslaufen: So leicht lässt sich gute Laune erzeugen.

Viele Läufer schwärmen davon, dass Laufen glücklich macht. Ich kann das nur bestätigen. Wissenschaftler haben natürlich längst herausgefunden, dass Hormone dahinter stecken. Wenn man leicht und locker läuft, produziert der Körper so genannte Endorphine. Das passiert nicht gleich am Anfang und in den ersten Minuten. Manchmal spüre ich nach 20 Minuten, manchmal aber auch erst nach 40 Minuten die Wirkung dieser Hormone: Ich laufe dann ohne meinen Körper zu spüren, fühle mich unglaublich wohl und frisch. Dabei entsteht das Gefühl, ich könnte ewig weiterlaufen. Einfach herrlich. Und dieses Wohlgefühl macht süchtig. Wenn ich wegen Dreharbeiten mehrere Tage nicht zum Laufen gehen konnte, vermisse ich die Bewegung ganz schrecklich. Mein Körper ist so daran gewöhnt, dass er darauf nicht mehr verzichten möchte.

Machen Sie den ersten Schritt

Viel Bewegung an der frischen Luft ist ein ideales Fitnesstraining für das Immunsystem. Die Extraportion Sauerstoff wappnet den Körper bestens gegen lästige Erkältungsviren.

Laufen Sie den Pfunden davon. Egal wie alt Sie sind: Starten Sie jetzt Ihr Fitnessprogramm. Schon 30 Minuten pro Tag genügen. Gerade in der kalten Jahreszeit zahlt sich ein regelmäßiges Fitnesstraining aus. Es stärkt das Immunsystem und dann haben Grippeviren schlechte Chancen. Durch die Bewegung an der frischen Luft nimmt der Körper so viel Sauerstoff auf, dass sich automatisch Ausgeglichenheit, Fitness und gute Laune einstellen. Fröhlich machende Botenstoffe (z. B. Serotonin) werden im Gehirn ausgeschüttet, schlechte Stimmungen einfach weggesportelt und gute Ideen fliegen einem einfach zu.

Fit von Kindesbeinen an

Es zahlt sich heute in Sachen Energieverbrauch aus, dass ich schon in jungen Jahren Sport getrieben habe. Der körperliche Grundumsatz wird zwar bis zu einem gewissen Grad vererbt, aber man kann ihn trotzdem steigern oder verringern – und zwar durch Sport. Deshalb sollten Kinder so früh wie möglich viel Sport treiben und ihren Grundumsatz erhöhen.

Figurprobleme entstehen in der Kindheit

Die Weichen für spätere Figurprobleme werden schon in der Kindheit gestellt. So wird im Kindesalter nicht nur die Anzahl der Fettzellen festgelegt. Wird der Körper immer auf Sparflamme gehalten, sinkt der Grundumsatz und der Körper stellt sich darauf ein. Ergebnis: Es wird mehr Energie aufgenommen, als verbraucht wird.

Zum Glück verbringt mein Sohn seine Freizeit lieber beim Fußballspielen als vor dem Fernseher oder Computer. Um seinen Grundumsatz brauche ich mir also keine Sorgen machen.

Seien Sie Vorbild

Meine Eltern haben ihr Leben lang Sport getrieben. Bewegung kam bei uns zu Hause nie zu kurz. Seit ich denken kann, geht meine Mutter zum Laufen in den nahe gelegenen Wald und ins Fitnesscenter zum Bodybuilding. Mein Vater bevorzugt Kraftsport, um seine Rückenschmerzen zu verringern und sich körperlich zu verausgaben.
Meine Eltern versuchten immer, mich zum Sport zu motivieren. Ich kann mich gut erinnern, wie viel Überredungskunst meine Mutter aufbringen musste, um mich zum Laufen zu bewegen. Heute bin ich ihr dafür dankbar. Ich kann allen Eltern nur ans Herz legen: Seien Sie in sportlichen Dingen Vorbild und motivieren Sie Ihren Nachwuchs zur Bewegung. Es zahlt sich später aus! Heute laufen meine Mutter und ich so oft wie möglich gemeinsam – auch ohne Überreden.

Als Grundumsatz bezeichnet man die Energie, die man zum Aufrechterhalten der Körperfunktionen braucht. Er macht etwa 70 Prozent des täglichen Kalorienverbrauchs aus. Der Grundumsatz liegt bei Männern höher als bei Frauen und sinkt mit dem Älterwerden.

Auf die Plätze, fertig, fit

Die Fitnessbranche boomt, die Umsätze steigen. Und es ist unübersehbar, dass gerade das Laufen weltweit der große Renner ist. Wenn das Klima zu Jahresbeginn endlich milder wird, dann bevölkern die Fitnessfreaks wieder Parks und Wanderwege. Nicht nur Läufer, auch Walker, Radler und Skater sind dann nicht mehr zu bremsen.
Die Gesellschaft teilt sich aber in zwei Gruppen. Die eine Hälfte macht mit oder lässt sich anstecken, die andere Hälfte belächelt die »Verrückten« und schaut lieber die Sportschau. Und wer zu viele Pfunde mit sich herumträgt, bewegt sich sowieso nicht gerne. Aber ist der Mensch für den Bürostuhl geboren? Ich glaube nicht, dass wir von Natur aus »Couch-Potatoes« sind. Der Steinzeitmensch »Ötzi«

beispielsweise war immer auf Achse und legte täglich viele Kilometer zu Fuß zurück. Wir dagegen sitzen stundenlang – tagsüber am Schreibtisch und im Auto, abends vor dem Fernseher. Rechnen Sie mal aus, wie viele Stunden Sie wirklich in Bewegung sind.

Halten Sie Ihren Körper in Schuss

Des Deutschen liebstes Kind erfährt oft mehr Pflege als der eigene Körper. Um das Auto kümmern sich viele mit großer Hingabe. Der regelmäßige Check Up und Ölwechsel sind selbstverständlich, jedes Wochenende wird der Wagen hingebungsvoll poliert. Das Auto soll ja möglichst lange halten. Was den eigenen Körper betrifft, hält sich der Ehrgeiz in Grenzen, dessen Haltbarkeit zu verlängern. Aber: Ein Wagen, der nur in der Garage steht, selten gefahren wird und vielleicht auch noch mit Heizöl betankt wird, bleibt nicht in Schuss. Mit unserem Körper ist es das Gleiche. Wer den ganzen Tag nur sitzt, zu viel und zu schwer isst, altert dreimal schneller. Ohne Bewegung verkümmert die Muskulatur, die Haltung wird schlecht und die Figur ist dahin.

Die Ursache von fast 80 Prozent aller Rückenbeschwerden ist eine zu schwache Muskulatur – Schmerzen, die meist schon ein leichtes Training beseitigt.

Schwache Muskeln machen krank

Über Patientenschwund können sich Orthopäden heutzutage nicht gerade beklagen – die Wartezimmer sind voll. Rückenleiden sind mittlerweile zur Volkskrankheit geworden und verursachen jedes Jahr Behandlungskosten in Milliardenhöhe. Die meisten Menschen klagen über die gleichen Beschwerden: Das Treppensteigen fällt schwer, der Rücken und die Gelenke schmerzen, jeder Schritt ist eine Qual und gelegentlich legt einen ein Hexenschuss gänzlich lahm. Schuld daran ist meist eine verkümmerte Muskulatur.

Schlaffe Muskeln belasten Gelenke und Organe und wirken auf Wirbelsäule, Hüfte, Knie und Füße negativ ein. Fachleute gehen davon aus, dass der untrainierte Mensch zwischen dem 20. und 70. Lebensjahr etwa 40 Prozent seiner gesamten Muskelmasse verliert. Und dieser Abbau macht auch vor Knorpeln und Sehnen nicht halt. Im Lauf der Jahre werden sie spröder und immer weniger belastbar.

Nur eine gestärkte Muskulatur sorgt dafür, dass unser Skelett entlastet wird, Wirbel und Gelenke lange funktionieren.

Forever young durch Bewegung

Wer drei- bis viermal die Woche joggt, reduziert das Risiko einer Herz- bzw. Kreislauferkrankung um die Hälfte. Sportler sind widerstandsfähiger gegen Stress und schlechte Laune. Jede Stunde Ausdauertraining bringt laut Statisik zwei Stunden mehr Lebenszeit. Fazit: Laufen verzögert das Altern.

Es ist nie zu spät

Da Muskeln bis ins hohe Alter trainierbar sind, ist es nie zu spät, um damit zu beginnen! Jeder Schritt zählt. Nehmen Sie doch einfach die Treppe statt den Aufzug (auch in den fünften Stock!) und fahren Sie statt mit dem Auto mal mit dem Rad. Denn wer rastet, der rostet – dieses Sprichwort ist eine Binsenwahrheit mit 100 Prozent Trefferquote. Bewegung macht beweglicher und leistungsfähiger.
Doch auch wenn Sport jung, gesund, schlank und glücklich macht, bleibt da trotzdem eine große Hürde: der »innere Schweinhund«.

Versuchen Sie, mehr Bewegung in den Alltag einzubauen – Ihre Rückenmuskeln werden es Ihnen danken!

So überwinden Sie Ihren »inneren Schweinehund«

Der Mensch ist ein Gewohnheitstier – im Guten wie im Schlechten. Wenn Sie bisher Bewegung vermieden haben, dann fällt das Umsteigen natürlich schwer. Trösten Sie sich, das geht jedem so. Starten Sie Ihr Training deshalb zuerst im Kopf. Freunden Sie sich mit dem Gedanken an, mehr Bewegung in Ihr Leben zu bringen. Millionen andere schaffen das auch, warum sollte es Ihnen nicht gelingen? Gesundheitliche Bedenken zählen nicht, denn es gibt auch schonende Möglichkeiten sich zu bewegen. Fragen Sie Ihren Arzt, was er von Ihrem neuen Bewegungsdrang hält und wozu er Ihnen rät. Und dann kann es schon losgehen.
Wenn Sie etwas Unterstützung brauchen, dann suchen Sie sich Verbündete. Fragen Sie Ihren Mann, andere Familienmitglieder, Freunde, Bekannte oder Kollegen. Menschen, die gerne Sport treiben, finden sich mit Sicherheit in Ihrer Nähe.

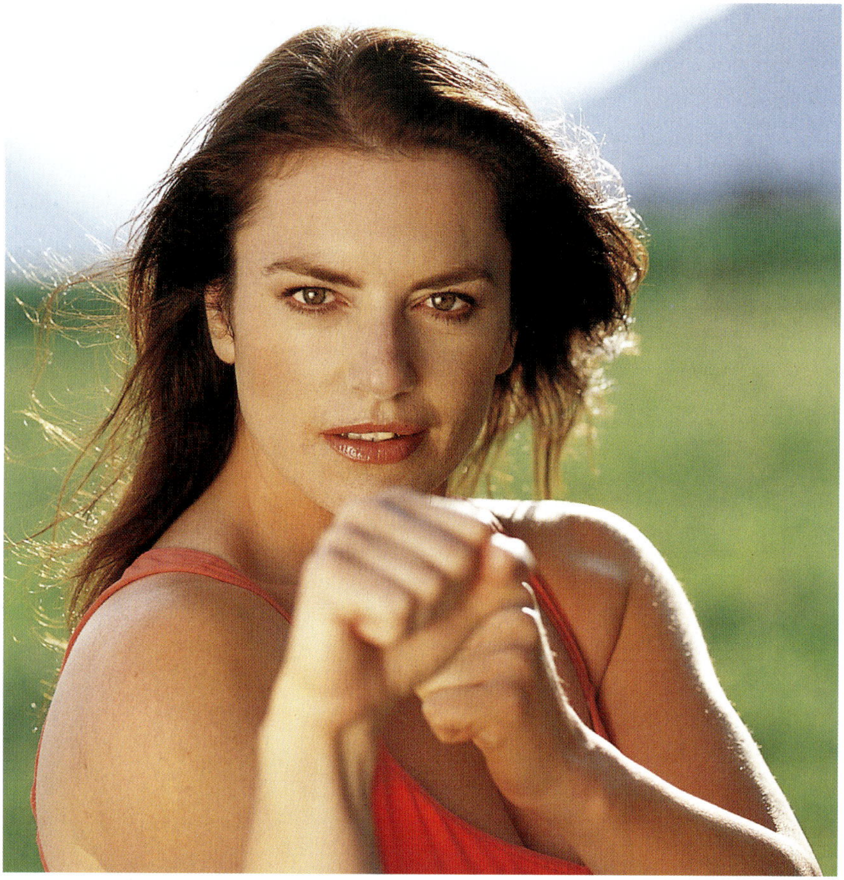

Wer ist stärker: Sie oder Ihr Schweinehund?

Der erste Schritt ist der wichtigste

Im Grunde müssen Sie sich nur entscheiden, an den Start zu gehen! Vier Wochen lang wird sich Ihr Körper wahrscheinlich aus alter Gewohnheit gegen die Veränderung sträuben. Halten Sie durch! Denn dann setzt sich allmählich die angenehme Seite der Gewohnheit durch. Ihr Körper freundet sich mit dem neuen, bewegten Lebensstil an. Bald spüren Sie die positiven Folgen, denn Ihr Körper reagiert sofort darauf, wenn er besser behandelt wird. Mit jedem Tag fühlt man sich leichter, frischer, aktiver – der erste Schritt zurück in die Jugend. Und mit jeder Woche wächst die Bewegungslust.

Der Erfolg gibt Ihnen Recht

Jetzt haben Sie die große Hürde überwunden. Sie werden bald die ersten Erfolge sehen und Anerkennung ernten. Und ab dann läuft es wie von selbst. Wer sich täglich bewegt, darf mehr essen als träge Sesselhocker und behält trotzdem eine schlanke Figur. Und wenn ich regelmäßig laufe, strotze ich vor Energie.

Bevor es losgeht

Na, habe ich es geschafft, Sie zu überzeugen? Haben Sie den inneren Schritt hin zu mehr Bewegung und Aktivität gemacht? Wenn ja, sollten Sie die folgenden Punkte noch beachten, bevor Sie loslaufen.

Nur nicht übertreiben: Besonders, wenn Sie lange Zeit keinen Sport getrieben haben, sollten Sie das Training langsam und ohne übertriebenen Ehrgeiz angehen lassen.

Das richtige Maß

Viele Freizeitsportler trainieren zu hart. Sie wollen ihrem Körper etwas Gutes tun und überfordern ihn stattdessen. Solange Sie mit dem Laufen kein Geld oder Medaillen verdienen wollen, sollten Sie es leicht und locker angehen.

Als Anfänger und Wiedereinsteiger sollten sich dreimal pro Woche für 30 Minuten aufraffen. So viel Zeit hat jeder. Wenn Sie schon regelmäßig trainieren, erhöhen Sie Ihr Pensum nach Lust und Laune. Aber gönnen Sie Ihrem Körper auch Erholungsphasen.

Schmerzen sind ein Signal, dass man zu viel gemacht hat. Streichen Sie jede Anstrengung, wenn Sie krank sind. Der Körper braucht dann seine ganze Energie, um wieder gesund zu werden. Wer trotzdem Sport treibt, schwächt sein Immunsystem auf gefährliche Weise. Die Folge kann im schlimmsten Fall eine Herzmuskel-Entzündung sein. Merke: Erkältungen sind Gift für Läufer.

Dress Code: die richtige Ausrüstung

Bevor Sie Gas geben, brauchen sie auf jeden Fall gute Laufschuhe. Daran darf man nicht sparen. Laufschuhe müssen den Fuß perfekt abfedern und die Gelenke schützen. Denn bei jedem Aufsetzen wird die Ferse mit dem drei- bis fünffachen Körpergewicht belastet. Gute Laufschuhe kosten zwar etwa 100 Euro, aber sie halten auch lange. Erst nach rund 800 Kilometern muss man sie austauschen. Kaufen Sie Sportschuhe nur im Fachgeschäft mit geschulten Verkäufern. Ein guter Verkäufer nimmt sich Zeit und berät Sie beim Kauf. Er wird Sie nach den folgenden fünf Punkten fragen:

Der richtige Schuh ist das A und O beim Laufen. Lassen Sie sich vor dem Kauf in einem Fachgeschäft ausführlich beraten.

1. Welchen Fußtyp haben Sie bzw. wie sieht Ihr Laufstil aus? Was? Sie wissen das nicht? Dann stellen Sie sich mit nassen Füßen auf einen glatten Karton und checken Sie den Abdruck. Ein normaler Fuß rollt von der Ferse nach vorne ab, ohne dabei ganz durchzudrücken (Bild A). Knickt Ihr Fuß leicht nach innen (Bild B) und wird er dabei durchgedrückt, dann sind Sie ein so genannter Überpronierer. Das Gegenteil davon ist, wenn Ihr Fuß nur wenig Bodenkontakt (Bild C) hat. Für die verschiedenen Fußtypen gibt es die entsprechenden Laufschuhe – die Auswahl ist riesig.
2. Für die Schuhwahl sind außerdem Geschlecht und Gewicht entscheidend.
3. Der Verkäufer sollte Sie nach Ihrem wöchentlichen Pensum fragen.
4. Auch der Untergrund (Asphalt, Park, Waldboden, Laufband), auf dem Sie in der Regel laufen, spielt eine Rolle.
5. Zuletzt sollte der Verkäufer fragen, ob Sie Freizeitläufer oder Profi sind.

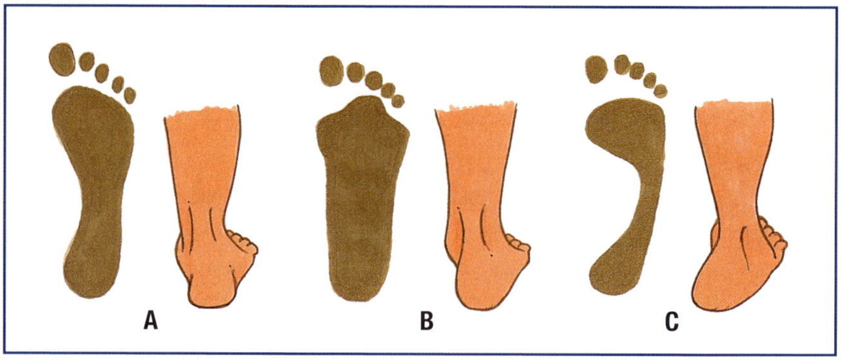

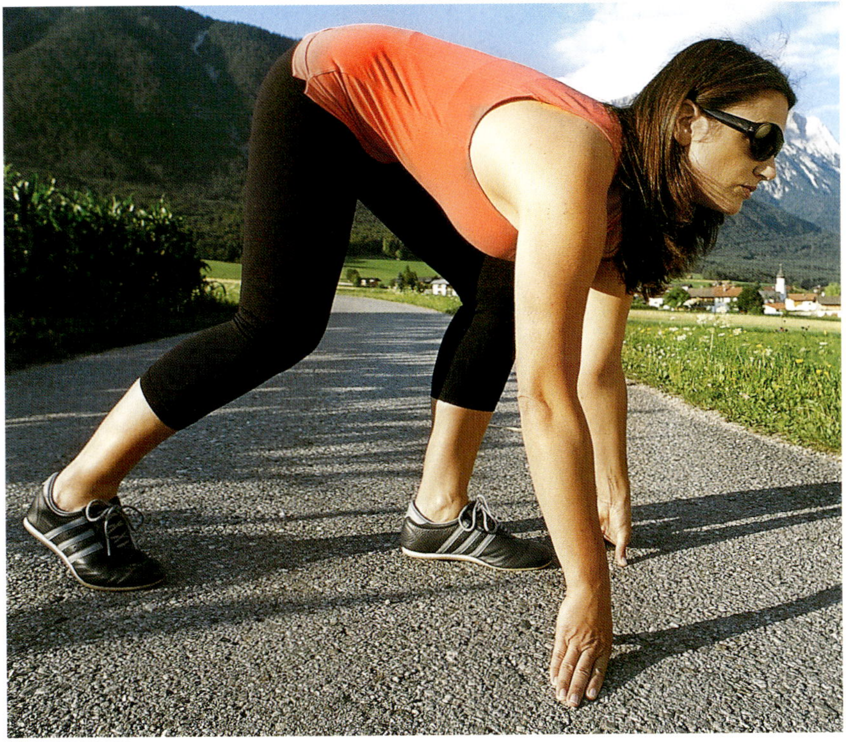

Auf die Plätze, fertig, los: Mit dem richtigen Outfit macht das Training gleich doppelt Spaß.

Probieren Sie die Schuhe unbedingt an. Der ideale Zeitpunkt für die Anprobe ist am Nachmittag, weil die Form des Fußes sich im Verlauf des Tages leicht verändert. Haben Sie keine Hemmungen, den Schuh im Laden ausführlich zu testen. Er muss in Größe und Passform wie angegossen sitzen. Die Ferse braucht Halt, die Zehen genügend Freiraum. Wenn Sie orthopädische Einlagen tragen, bringen Sie diese genauso mit wie die Strümpfe, die Sie später beim Laufen anziehen werden. Wie Sie sehen, sind die richtigen Schuhe eine Wissenschaft für sich.
Auch bei der Kleidung sollten Sie auf einige Punkte achten. Das Outfit sollte atmungsaktiv sein und bei Bewegung nicht scheuern. In der kalten Jahreszeit sollten Sie eine Windjacke und Kopfschutz wie Stirnband oder Mütze und Handschuhe tragen. Besonderes Augenmerk sollten Frauen auf einen Sport-BH legen. Schließlich soll Ihr schöner Busen nicht unter dem Sport leiden. Ein gut sitzender BH hält den Busen beim Laufen in Form und darf nicht einschnüren oder scheuern.

Kein Sport ohne Stretching

Bevor Sie mit dem Laufen beginnen, sollten Sie Ihre Muskeln aufwärmen und geschmeidig machen. Sie geben bei Ihrem Auto ja auch nicht gleich Vollgas. Vor dem Sport, aber auch zum Abwärmen ist Stretching ideal, um sich locker zu machen. Führen Sie Dehnübungen immer mit Ruhe aus. Wippen oder Reißen sind nicht erlaubt. Man darf nur ein leichtes Ziehen im jeweiligen Muskel spüren. Schmerz oder ein Zittern zeigen, dass man etwas falsch macht oder zu intensiv übt. Und achten Sie darauf, dass der Rücken bei jeder Drehübung gerade bleibt.

Meine Dehnübungen zum Nachmachen

Mit ein paar Minuten Stretching vor und nach dem Lauf machen Sie die Muskeln locker und vermeiden schmerzhafte Zerrungen.

Lockern Sie vor und auch nach dem Laufen mit den folgenden sieben Dehnübungen Ihre Muskeln.

Seiten: Stellen Sie den linken über den rechten Fuß und lehnen Sie sich nach rechts. Dabei nehmen Sie den linken Arm über den Kopf und strecken sich. Jetzt spüren Sie die Dehnung in der linken Seite. Nach 20 Sekunden wechseln Sie Arm und Bein ❶.

Brust: Um Ihre Brustmuskulatur zu dehnen und den Oberkörper zu öffnen, greifen Sie Ihre Hände hinter dem Rücken. Dann strecken Sie die Arme vom Körper weg und halten diese Position für 20 Sekunden. Vergessen nicht dabei gleichmäßig zu atmen ❷.

Vordere Oberschenkel: Falls Sie beim einbeinigen Stand Probleme mit dem Gleichgewicht haben, halten Sie sich an einer Wand oder an einem Baum fest. Stehen Sie gerade, winkeln Sie das rechte Bein an, greifen Sie mit der rechten Hand nach dem Fuß und ziehen Sie ihn zum Po. Während Sie Ihren Fuß festhalten, schieben Sie das Becken leicht nach vorne. Die Knie bleiben dabei eng zusammen. Jetzt spüren Sie ein leichtes Ziehen in Ihrem Oberschenkel. Halten Sie dieses Stretching etwa 20 Sekunden, dann wechseln Sie das Bein, um Ihren linken Oberschenkel zu dehnen ❸.

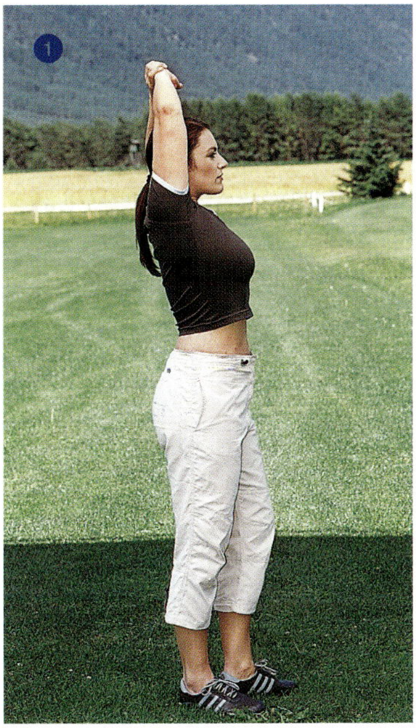

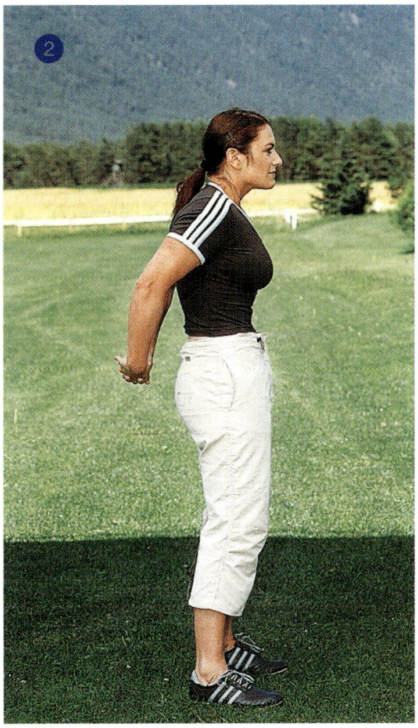

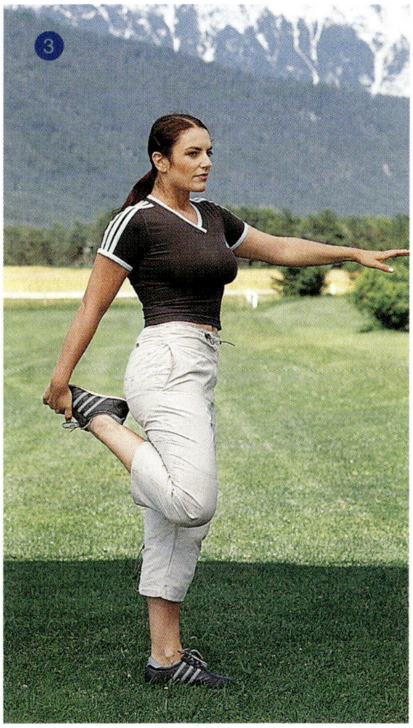

Waden: Eine Zerrung der Wadenmuskulatur ist eine schmerzhafte Angelegenheit, der Sie gezielt vorbeugen sollten. Lockern Sie deshalb auch diese Muskeln.

Machen Sie einen weiten Schritt nach vorne, beugen Sie das vordere Bein und legen Sie die Hände locker darauf. Verlagern Sie Ihr Gewicht auf das vordere Bein und drücken Sie gleichzeitig die Ferse des hinteren Beines gegen den Boden. Sie spüren dann ein Ziehen in der Wade des hinteren Beines. Halten Sie die Position für 20 Sekunden, dann wechseln Sie das Bein ❹.

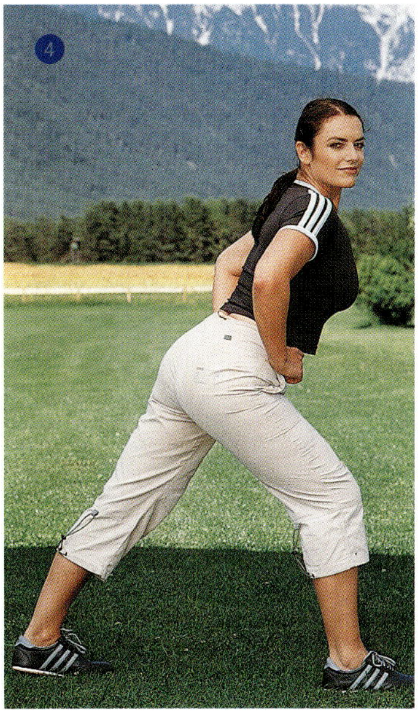

Hüftbeuger: Machen Sie einen großen Ausfallschritt und beugen Sie das vordere Bein bis zum rechten Winkel. Das Gewicht ruht auf dem vorderen Bein. Stützen Sie sich mit den Händen auf dem Oberschenkel ab. Wenn Sie das Becken jetzt leicht nach vorne schieben, spüren Sie ein Ziehen im hinteren Bein. Auch diese Übung halten Sie etwa 20 Sekunden ❺.

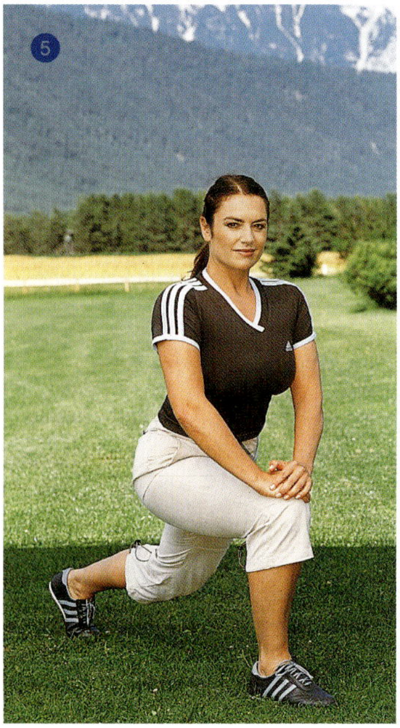

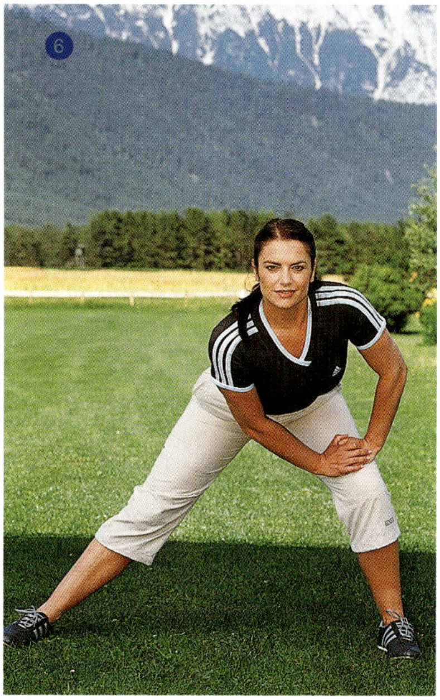

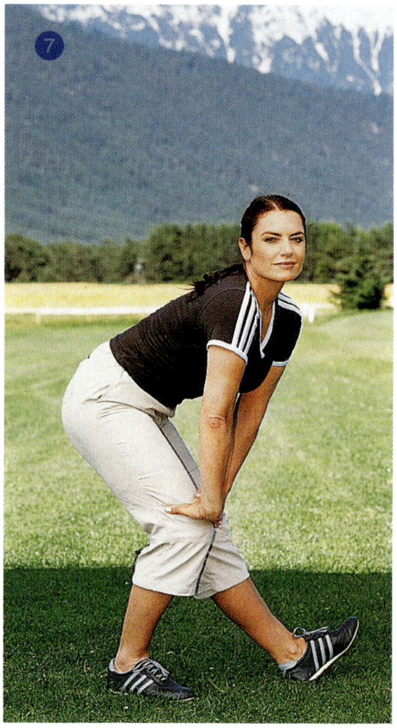

Oberschenkelinnenseite: Aus dem Stand spreizen Sie die Beine weit und verlagern dann das Gewicht auf das rechte Bein, das etwas gebeugt wird. Die Hände ruhen auf dem rechten Oberschenkel. Das linke Bein bleibt gestreckt. Die Innenseite des Oberschenkels wird für 20 Sekunden gedehnt, dann wechseln Sie die Position 6.

Oberschenkelrückseite: Sie stehen aufrecht und stellen den linken Fuß auf die Ferse. Während Sie nun den Oberkörper leicht nach vorne beugen, achten Sie besonders auf einen geraden Rücken. Mit der Beugung wandert der linke Fuß noch etwas nach vorne. Stützen Sie sich mit beiden Händen auf dem rechten Oberschenkel ab und verlagern Sie das Gewicht nach vorne. Sie spüren die Dehnung auf der Rückseite Ihres linken Beines. Halten Sie diese Position 20 Sekunden, dann wechseln Sie das Bein 7.

Jetzt sind Ihre Muskeln aufgewärmt und locker. Atmen Sie einige Male tief durch – und los geht's!

Mein Motto: Jedem das Seine

Jeder Mensch hat seine Stärken und Schwächen, Vorlieben und Abneigungen – auch im Sport. Mir macht Laufen einfach Spaß, es passt zu mir. Aber nicht jeder kann sich fürs Laufen begeistern. Und das müssen Sie auch nicht. Was zählt, ist die Bewegung. Und es gibt so viele Ausdauersportarten, da findet jeder die passende für sich.

Walking – die schonende Sportart

Es muss nicht immer Laufen sein. Wenn Sie bisher kaum Sport getrieben haben, zu viel Gewicht auf die Waage bringen oder Gelenk- bzw. Bänderprobleme haben, kann ich das so genannte Walken als Ausdauersport empfehlen. Walken ist eine sehr schonende Sportart. In den USA wechseln daher immer mehr Menschen vom Laufen zum Walken – mittlerweile gibt es sogar spezielle Vereine und Veranstaltungen für Walker. Ich bin mir sicher, dass auch bei uns die Zahl der Walker steigen wird.

Beim Walken beträgt die Geschwindigkeit höchstens 6,5 Kilometer pro Stunde, man braucht gut neun Minuten für einen Kilometer. Zum Vergleich: Spaziergänger brauchen zwischen zwölf und fünfzehn Minuten, um einen Kilometer zurückzulegen.

Anders als beim Laufen werden dem Körper beim Walking keine Höchstleistungen abverlangt. Das schnelle Gehen schont die Gelenke, da immer ein Fuß auf dem Boden bleibt und weil man keine kleinen Sprünge (wie beim Laufen) macht, müssen die Gelenke auch keine Stöße abfangen.

Obwohl Walking deutlich weniger anstrenged ist als Jogging, steht der Trainingseffekt dem des Laufens in kaum etwas nach: Auch beim schnellen Gehen werden die Arme eingesetzt. Das stärkt Muskeln, Herz, Kreislauf und die Kondition, ohne dass Sie sich dabei überanstrengen.

Beim Walken setzt man die Fersen zuerst auf und rollt dann den Fuß über die Zehen ab. Dieser Bewegungsablauf stärkt die Bein- und Pomuskulatur, entlastet aber gleichzeitig die Gelenke an Knien und Hüfte.

Die Arme schwingen parallel zum Körper. Geht der rechte Fuß vor, folgt ihm entgegengesetzt der linke Arm und umgekehrt. Je mehr man die Arme einsetzt, umso stärker werden Arme, Oberkörper und Rumpfmuskeln trainiert. Und das wirkt auch gegen Rückenschmerzen.

Nordic Walking
Die neueste Variante des Walking ist das so genannte Nordic Walking. Als Sportgerät braucht man dazu Stöcke (ähnlich wie Skistöcke). Diese setzt man dann wie beim Skilanglauf ein. Das hilft vor allem beim Walken bergauf und bergab.

Probieren Sie einfach aus, welche Ausdauersportart Ihnen am meisten liegt. Ob Rad fahren, Skilanglaufen, Walken oder Schwimmen – Hauptsache, Sie planen das Training regelmäßig ein und fühlen sich wohl dabei.

Rad fahren und Inlineskaten

Jeder Orthopäde wird das Rad fahren empfehlen, weil es Gelenke und Wirbelsäule schont, auch bei einem sehr intensiven Training. Deshalb wird es beispielsweise auch zur Reha nach Knieverletzungen eingesetzt. Viele Anhänger hat das Mountainbiking gefunden. Es hat aber den Nachteil, dass man meist eine lange Anfahrt zum eigentlich Trainingsort hat.
Absolut im Trend liegt das Inlineskaten. Um es als Ausdauersport zu betreiben, muss man aber schon nach langen, gut ausgebauten und hindernisfreien Fahrstrecken suchen. Wer sich nur in der Stadt von Ampel zu Ampel hangelt, kommt nicht ins Schwitzen. Ein Fahrkurs in Sachen Bremsen und Schutzkleidung versteht sich von selbst. Stürze können nämlich übel enden.

Ausdauerklassiker Schwimmen

Mit die gesündeste Sportart von allen ist das Schwimmen. Vor allem bei Übergewicht ist Schwimmen optimal. Der Auftrieb des Wassers macht den Körper leicht, die Verletzungsgefahr ist minimal. Aus dem selben Grund ist Aquajogging sehr zu empfehlen.
Egal ob Sie sich fürs Brust- oder Rückenschwimmen, fürs Kraulen, Delfinschwimmen oder Aquajogging entscheiden, der Effekt ist immer der Gleiche: Sie tun Ihrem Körper etwas Gutes, weil Sie ihn bewegen. Einen Nachteil hat das Schwimmen allerdings: Die wenigsten können es zu Hause ausüben, man muss sich also überwinden und ins Schwimmbad gehen. Außerdem muss man natürlich Wasser mögen. Und das gechlorte Wasser in den Schwimmbädern reizt Haut und Augen und ist somit nicht jedermanns Sache. Ich z. B. bade zwar gerne im Meer, aber bevor ich 1000 Meter schwimme, laufe ich lieber zehn Kilometer durch den Wald. Das Wasser ist in sportlicher Hinsicht nicht mein Element.

Indoortraining – allein oder mit Gleichgesinnten

Durch meinen Beruf ist mein Leben ziemlich turbulent. In den letzten Jahren habe ich viel in Berlin gedreht, ganz selten in meiner Heimatstadt München. Das hat zur Folge, dass ich oft mehrere Wochen im Hotel verbringe. Viele Hotels bieten gut ausgestattete Fitnessräume. Nach einem langen Drehtag gehe ich dann gerne noch mal aufs Laufband. Der Vorteil: Ich kann auch bei schlechtem Wetter laufen und die Geschwindigkeit einstellen. Auch wer unter dem erhöhten Ozongehalt in der Luft oder unter Pollenflug im Sommer leidet, trainiert besser im Fitnessstudio oder zu Hause. Eine Alternative zum teuren Laufband ist dann z. B. das Standrad. Ziemlich effektiv sind die so genannten Crosstrainer. Man tritt stehend die Pedale. Das wirkt wie Laufen oder Fahrradfahren und schont die Gelenke. Gleichzeitig trainiert man den Oberkörper. Ähnliche Wirkung erzielt man durch Rudern. Wichtig ist hier die richtige Haltung. Der Rücken bleibt immer gerade.

Wer lieber mit Gleichgesinnten als alleine trainiert, ist in Fitnessstudios bestens aufgehoben. Gerade für Einsteiger kann das eine große Hilfe sein, und fachliche Tipps gibt es obendrein. Ganz egal, für welches Ausdauertraining Sie sich entscheiden – Hauptsache Sie bringen Bewegung in Ihr Leben!

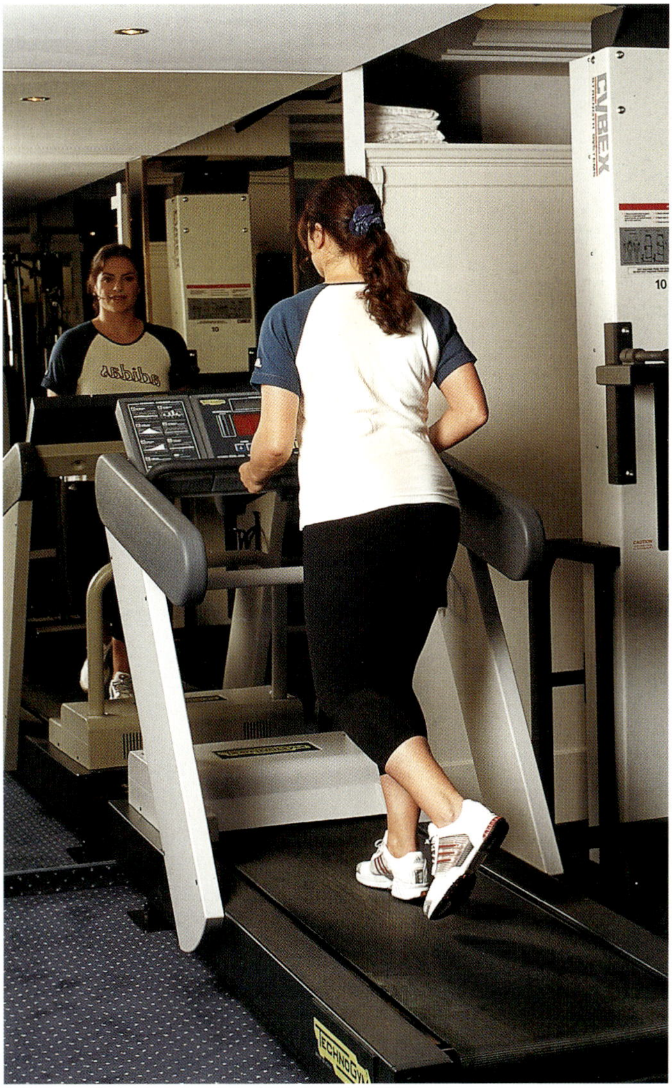

Ideal für Allergiker, Wintermuffel und Reisende: Indoorlaufen auf dem Laufband.

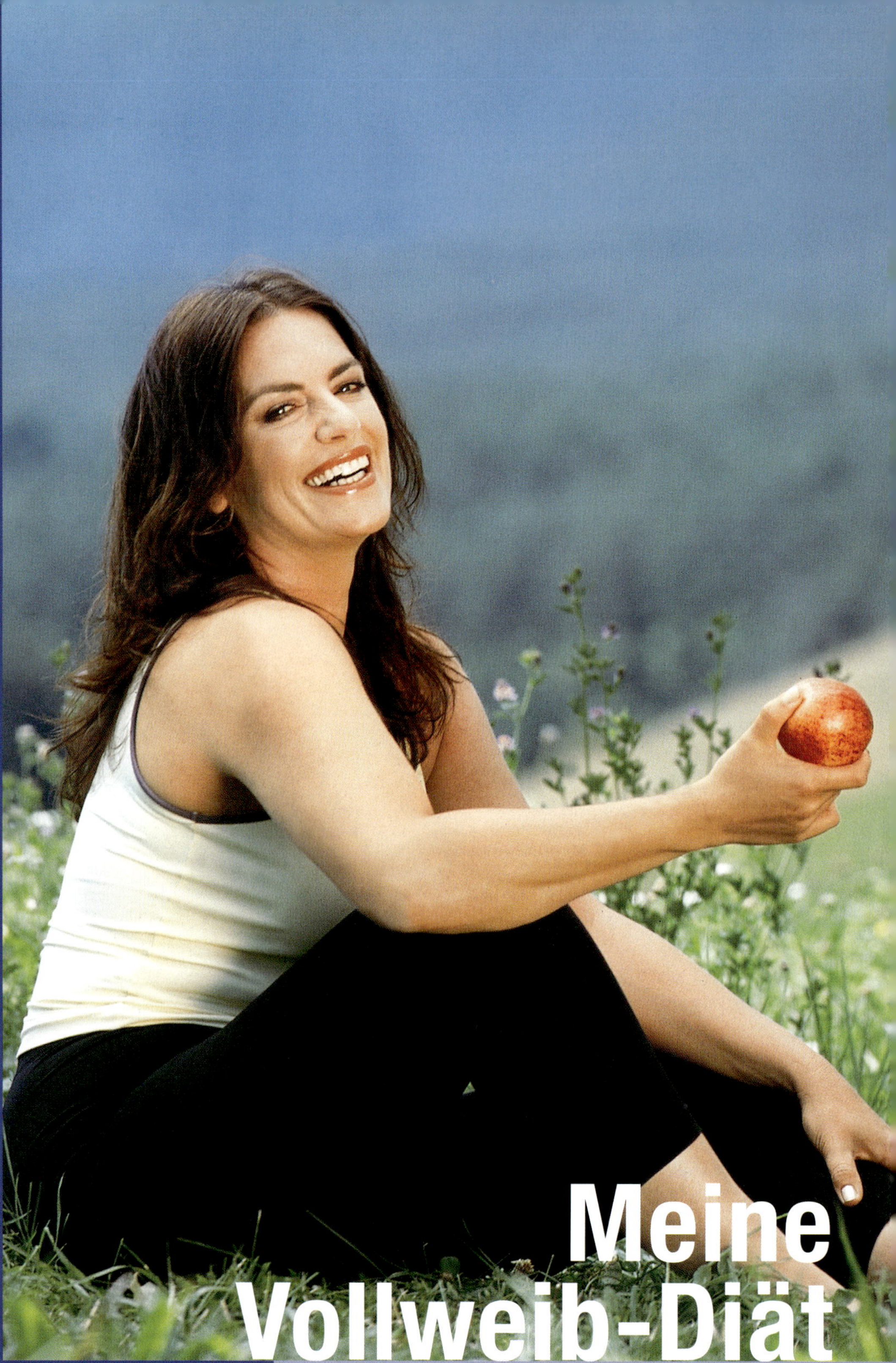

Meine Vollweib-Diät

Essen Sie sich jung, schlank und fit

Wer seinen Körper versteht, findet leichter und schneller zu seinem Wohlfühlgewicht. Trotzdem scheitern viele bei dem Versuch, ihr Gewicht zu reduzieren oder zu halten. Ich kenne das Problem aus eigener leidvoller Erfahrung. Dabei ist es eigentlich ganz einfach, das Geheimnis der Traumfigur steht auf zwei Säulen: Sport und vor allem richtige Ernährung. Alles andere bleibt auf Dauer wirkungslos.

Weg mit Zwängen und falschen Vorbildern

Wir Frauen leiden unter einem Diätzwang. Umfragen haben ergeben, das heutzutage beinahe jede Frau ihr Gewicht kontrolliert. Entweder lässt sie öfter mal eine Mahlzeit weg, oder sie macht FdH bzw. irgendeine andere Diät.

Diäten machen unfrei

Die große Auswahl an Lebensmitteln, die wir in jedem Supermarkt vorfinden, macht uns aber nicht schlanker. Im Gegenteil: Übergewicht und Essstörungen nehmen in unserer Gesellschaft eindeutig zu. Und wenn sie nicht auf Diät sind, dann essen die meisten Menschen immer noch das, was ihnen schmeckt, nur jetzt mit schlechtem Gewissen. Denn alles, was schmeckt, führt ja offensichtlich zu Übergewicht, Krankheit und frühem Tod. Wen wundert es da, wenn die Lust am Essen und der Genuss auf der Strecke bleiben. Da kann einem der Appetit wirklich vergehen.

Wenn Models behaupten, sie würden essen, wozu sie Lust hätten, ist das ein glatte Lüge. Sie hungern sich die Seele aus dem Leib. Die letzten drei Tage vor einer Show steht Nulldiät auf ihrem Speiseplan. Ich habe von Elle McPherson, dem australischen Supermodel mit dem Spitznamen »The Body« gehört, dass sie zehnmal am Tag isst – aber jedesmal nur ein Blatt Salat oder eine Erdbeere. Ein kleiner Bissen, mehr nicht. Solcher Schlankheitswahn treibt gerade junge Mädchen in die Essstörung. Inzwischen soll schon jedes zweite Mädchen und jeder dritte Junge im Alter von elf Jahren mit seiner Figur unzufrieden sein.

Zeitschriften bieten Woche für Woche neue Diäten. Die Pharmaindustrie verspricht, den Kampf ums Abnehmen mit chemischer Unterstützung zu beenden. Obwohl diese Mittel Geldbeutel und Gesundheit schaden, greifen trotzdem viele zu.

Realität und Modetrend laufen auseinander

Kennen Sie die Venus von Milo? Die antike Statue einer Frau steht im Pariser Louvre. Sie gilt in Sachen weiblicher Schönheit als das Ideal schlechthin. Diese Venus verfügt über alle Attribute, die auch heute viele Frauen auszeichnen: Kurven und Formen. Sie entspricht aber leider nicht den Vorstellungen vieler Modemacher, die ihre Kreationen von bohnenstangendünnen Models zur Schau tragen lassen. Dabei wissen die Hersteller von Bekleidung längst, dass sich die Statur der Menschen im Laufe der Jahre stetig wandelt. Menschen in Industriestaaten beispielsweise ernähren sich reichhaltiger und verfügen über eine gute medizinische Versorgung. Der Körper reagiert darauf. Die Menschen werden größer und schwerer. Bei den Frauen hat im Lauf der Zeit der Umfang an Brust, Taille und Hüfte zugenommen. Diesem Trend steht nun aber ein Modediktat entgegen, nach dem wir immer dünner werden sollen.

Lassen Sie sich von den superdünnen Models aus den Modemagazinen nicht aus dem Konzept bringen. Viele von Ihnen bezahlen für Ihre »Idealfigur« mit Magersucht oder Tablettenmissbrauch.

Mit 16 begannen meine Gewichtsprobleme

Ich weiß genau, wann bei mir die Gewichtsprobleme begannen: in der Pubertät. Sechzehn Jahre lang musste ich mir nie Gedanken über meine Figur machen. Als Kind konnte ich essen, was ich wollte – was für ein Luxus! Ich ahnte nichts von Kalorien oder dem Fettgehalt von Lebensmitteln.

Mit der Pubertät kamen die Pfunde

Bis zum Einsetzen der Pubertät war ich ein dünnes Kind. Ich habe gegessen, was auf den Tisch kam und was mir schmeckte. Und wie die meisten Kinder habe ich ab und zu genascht. Das Thema Essen stand einfach nicht im Vordergrund. Damals fiel mir auch nicht auf, dass meine Mutter auf ihr Gewicht achtete. Von ihr habe ich meine Figur geerbt. Sie machte viel Sport und aß kleinere Portionen. Mit Erfolg, denn bis heute ist sie schlank.

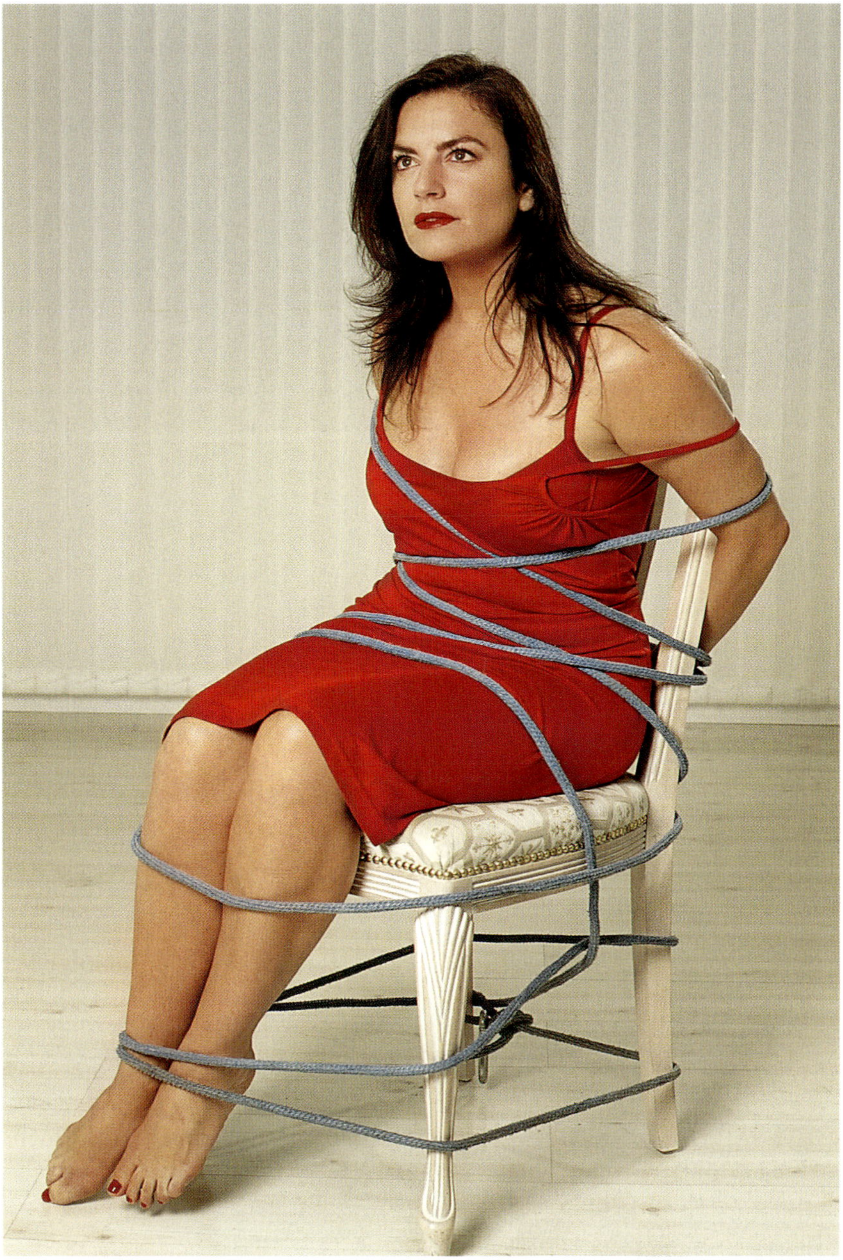

Auch wenn Sie sich noch so geißeln oder den Kühlschrank mit einem Vorhängeschloss versperren, werden Sie Ihr Hungergefühl nicht stoppen können. Und das ist gut so, denn: Wer abnehmen will, muss essen.

Das Thema Figur bekam für mich, wie für die meisten Mädchen in der Pubertät, ein anderes Gewicht. Gerade jetzt, wo ich mich mit den Models und Schauspielerinnen aus Zeitschriften zu vergleichen begann, veränderte sich mein Körper dramatisch. Die augenfälligste Veränderungen erlebte mein Busen. Er wuchs und wuchs. Ich weiß nicht, in welchem Umfang Hormone und Vererbung dabei den Ausschlag gaben. Dann kam auch an den Hüften der Speck. Und ich begann vermehrt zu naschen. Vor allem Schokoriegel waren meine Lust.

Süßes war mein »Verderben«

Heute weiß ich natürlich um die teuflische Wirkung der Schokoriegel. Die Verbindung aus Zucker und Fett hat es in sich. Denn durch die Süßigkeiten steigt der Blutzuckerspiegel, und wenn er seinen Höhepunkt erreicht, dann entwickelt der Körper einen regelrechten Heißhunger nach mehr.
Ich kann mich nicht mehr erinnern, was meine extreme Lust auf Süßes auslöste. Aber von meinen heimlichen Naschorgien erzählte ich niemandem etwas.
Zwischen zwölf und fünfzehn nahm ich langsam, aber stetig zu. Mit sechzehn war ich schließlich richtig »gut beieinander«, wie man eine pummelige Figur in Bayern liebevoll zu umschreiben pflegt. Ich war todunglücklich über meinen Körper. Trotzdem konnte ich das Naschen nicht lassen. Ich war hin- und hergerissen zwischen dem Wunsch abzunehmen und noch mehr zu essen. Das war der Auslöser für meine erste Diät. In einer Zeitschrift hatte ich eine Kur entdeckt, und ich entschied mich, endlich den Kampf mit den Pfunden aufzunehmen. Meine erste Diät sollte zwei Wochen dauern.

Mein erster Diäterfolg

Es gelang mir zu meiner eigenen Überraschung, die Diät durchzuhalten. Und ich nahm ab. Aber längst nicht so viel, wie ich mir gewünscht hatte. Trotzdem zeigte die Waage jeden Tag etwas weniger Gewicht. Mit eiserner Disziplin ertrug ich den nagenden Hunger. Zwei Wochen lang litt ich unter dem dauernden Gefühl, hungrig zu sein. Mein Nervenkostüm war zu dieser Zeit auch nicht das beste. Hunger macht schlechte Laune. Dann hatte ich es geschafft. Ich war stolz und froh über meinen Erfolg – ein Glücksgefühl, das nicht von langer Dauer sein sollte.

Der Misserfolg folgt promt

Als ich nach zwei Wochen »Hungerzeit« zum »normalen« Alltag zurückkehrte, nahm ich in Windeseile wieder zu. Meine Enttäuschung war grenzenlos. Es dauerte nur wenige Tage und die Waage zeigte wieder mein Ursprungsgewicht. Mir schien es, als würde mein Körper nach der »Durststrecke« gierig wie ein ausgetrockneter Schwamm jede Kalorie aus dem Essen heraussaugen. Vom so genannten Jo-Jo-Effekt, der dahintersteckte, ahnte ich ebenso wenig wie von den nächsten Jahren, in denen ich mich mit Diäten und ihren Misserfolgen herumquälen sollte. Der Erfolg war nie von Dauer. Die Pölsterchen waren schnell wieder da.

Vom Teufelskreis der Diäten

Es ist ein Irrglaube, dass Menschen mit Figurproblemen disziplinlos und willensschwach wären. Wer eine Diät macht, beweist dabei meist sehr viel Disziplin. Ich beispielsweise konnte die Hungerphasen durchziehen, ohne zwischendurch schwach zu werden. War die Diät jedoch zu Ende, brachen alle Dämme. Ich konnte gar nicht so schnell zusehen, wie die mühsam heruntergehungerten Pfunde wieder da waren. Das Schlimme dabei: Ich erreichte nicht nur mein Ausgangsgewicht, ich wog jetzt sogar noch mehr als zuvor. Das Hochgefühl, das sich zum Ende einer Hungerkur eingestellt hatte, wich einer völligen Verzweiflung. Die ganze Quälerei war wieder einmal umsonst gewesen.

Verabschieden Sie sich ein für alle mal von herkömmlichen Diäten: Fast immer führen sie zu dem gefürchteteten Jo-Jo-Effekt, bei dem der Körper nach der künstlichen Hungersnot erst recht Fett speichert.

Frustrationsphasen und Jo-Jo-Effekt

In den nächsten Jahren bewegte ich mich in einem Teufelskreis: Ich nahm zu, bis ich so viel wog, dass ich es nicht mehr aushielt. War der Leidensdruck groß genug, begann ich eine neue Diät. Ich probierte alle nur erdenklichen Wunderkuren aus: Von FdH bis zur Eier-Diät, vom Fasten bis zu Reistagen, von der Ananas-Diät bis hin zur Entwässerungskur. Ich hungerte mir die Pfunde herunter, um nach Abschluss der Diät wieder zuzunehmen. Wie viele Leidensgenossen auch, konnte ich das Abnehmen für eine bestimmte Phase durchhalten. Aber kein Mensch schafft es, über eine lange Zeit immer diszipliniert zu bleiben. Irgendwann scheitert man. Für eine kurze Phase hatte ich mein Idealgewicht erreicht. Ich war immer mit eiserner Disziplin schlank geworden, aber der Erfolg war stets von kurzer Dauer. Denn bald rückte der Zeiger der Waage mehr und mehr nach rechts – jeden Tag ein Stückchen. Das Durchhaltevermögen nach der Diät überstieg meine Kräfte. Sollte das mein Los sein: ein ganzes Leben lang Diät halten und nie mehr nach Herzenslust schlemmen?

Diäten machten mich essgestört

Durch häufige Diäten verlieren Sie das natürliche Sättigungsgefühl. Wer nicht rechtzeitig aus der Diätfalle aussteigt, kann leicht eine Essstörung entwickeln.

Nach den vielen Diäten war mein Körper aus dem Gleichgewicht geraten. Ich quälte mich mit Ernährungsregeln und -verboten herum, um dann doch wieder zu sündigen. Meine Gedanken kreisten permanent ums Kalorien zählen und um das scheinbar unerreichbare Idealgewicht. Die Verbote rückten die Lust auf Süßes in den Vordergrund. Damals war ich zweifellos essgestört. Fachleute nennen dieses Phänomen »Binge Eating«. Jeder Dritte, der eine Diät macht, kennt diese Essanfälle, bei denen nach einer Fastenphase auf einmal riesige Kalorienmengen verschlungen werden. Nach der Essattacke leidet man unter Schuldgefühlen und Depressionen. Und dann folgt – quasi als Bestrafung – die nächste Diät, die mit eisernem Willen durchgehalten wird. Dabei hatte ich noch Glück, dass meine fatalen Essgewohnheiten nicht ein eine ernsthafte Erkrankung mündeten. Viele Dauer-Diäter(innen), die den Wechsel von Hunger und Essattacken über eine lange Zeit praktiziert haben, entwickeln eine Magersucht oder Bulimie. Diese Essstörungen können lebensgefährlich werden und lassen sich nur durch eine langfristige Therapie in den Griff bekommen.

Solange ich in dieser Diätspirale steckte, kamen nach dem Hungern die Essanfälle. Der Grund dafür ist mir heute klar. Im Rahmen der Diät sind nur kleine Portionen erlaubt. Eigentlich hungert und verzichtet man die ganze Zeit. Alles, was schmeckt und glücklich macht, ist verboten. Die Disziplin funktioniert eine gewisse Zeit lang. Doch irgendwann, bei manchen früher, bei anderen später, versagen die Kontrollmechanismen. Dann verschlingt man alles, was man in die Finger bekommt. Trotz der großen Nahrungsmengen stellt sich kein Sättigungsgefühl ein. Und so beginnt alles von vorne.

Meine Schwangerschaft brachte die Wende

Als ich schwanger wurde, hatte ich mein absolutes Höchstgewicht erreicht. Der Gedanke, wieviel ich in den nächsten neun Monaten noch zunehmen würde, versetzte mich in Panik. Zum Glück wusste sich mein Körper zu helfen. Wie viele Schwangere wurde ich in den ersten Wochen von schrecklicher Übelkeit geplagt. Zum ersten Mal im Leben dachte ich an alles, bloß nicht ans Essen. Anstatt zuzunehmen, hatte ich fünf Kilo verloren.

In der Schwangerschaft können sich die Ernährungsvorlieben radikal ändern. Bei mir schwand die Lust auf Süßes.

Mein neues Leben beginnt

In »anderen Umständen« zu sein, bewirkte bei mir auch ein Umdenken in Sachen Ernährung. Solange ich für mich allein verantwortlich war, konnte ich Raubbau an meinem Körper treiben. Doch meinem Kind wollte ich den Kampf mit den Pfunden nicht zumuten. Ich wollte mich von nun an gesund ernähren. Das Kind gab mir den Impuls mein Essverhalten zu überdenken und zu verändern.
Mit Diäten war Schluss – bis nach der Geburt meines Sohnes, dachte ich. Als zweites verzichtete ich natürlich auf Alkohol. Die wichtigste Veränderung jedoch war, dass ich »normal« zu essen begann: Obst, Salat und Gemüse. Süßigkeiten wurden zur Nebensache. Wenn mir der Sinn nach Schokolade stand, dann naschte ich, ohne es zu bereuen. Doch die Lust auf Süßes kam selten auf.

Hören Sie auf Ihren Körper

Der Abschied vom Diätleben brachte ein neues Denken und Verhalten mit sich. Ohne Zwang hatte ich durch Schwangerschaft und Stillzeit zu einem normalen Essrhythmus zurückgefunden und gleichzeitig abgenommen. Von da an stand für mich fest: Ich will nie mehr hungern! Die Schwangerschaft hatte die Wende gebracht. Nach meiner jahrelangen Erfahrung kann ich mit Sicherheit sagen: Hungern bringt auf Dauer nichts. Wer schlank werden und schlank bleiben will, für den gibt es nur einen Weg: »normal« essen. In der Schwangerschaft hatte ich instinktiv und zum ersten Mal auf meinen Körper gehört. Er sagte mir genau, was und wie viel ich essen sollte. Ich habe auch in dieser Zeit Sport getrieben und das Abnehmen dadurch unterstützt.

Mit der richtigen Einstellung zur Wunschfigur

Das Wort »Diät« kommt aus dem Griechischen und bedeutet übersetzt »Lebenseinstellung«. Die richtige Einstellung zu seinem Körper und zur Ernährung ist der Schlüssel zur perfekten Figur.

Essen braucht Zeit

Beim Essen geht es nicht nur um die Nahrungsaufnahme – ein schönes Menü, zusammen mit Freunden genossen, ist ein Fest für den Gaumen und hebt die Laune.

Bei uns in Deutschland verkommt Ernährung zur Nebensache. Während sich die Menschen in Ländern wie Italien, Spanien oder Frankreich ganz selbstverständlich Zeit zum Essen nehmen, es mit der Familie, mit Freunden oder Kollegen zelebrieren und die Köstlichkeiten genießen, hat bei uns die Fastfood-Kultur und das so genannte Convenience Food Hochkonjunktur. Frühstück und Mittagspause fallen häufig aus Zeitmangel aus. Gegessen wird unterwegs oder nebenbei. Die Folgen: Stress, Übersäuerung, Verdauungsbeschwerden, Übergewicht.
Wer gesund essen und abnehmen will, muss sich Zeit nehmen.

Überprüfen Sie Ihre Ernährungsgewohnheiten

Wer also mit seinem Gewicht hadert, sollte zuerst einmal seine Einstellung zur Ernährung und seine Essgewohnheiten unter die Lupe nehmen. Der folgende Vergleich zwischen den Essgewohnheiten in Frankreich und den USA soll Ihnen vor Augen führen, dass ein bewusster Umgang mit der Nahrung dabei hilft, schlank und gesund zu bleiben.
Die Franzosen sind bekannt für ihre gute Küche. Aber sie kochen nicht nur besonders gut, sondern sie achten sehr stark auf die Qualität ihrer Ernährung. Ge-

sunde Lebensmittel wie Olivenöl, frisches Obst und Gemüse und Rotwein sind fester Bestandteil des Speisezettels. Außerdem spielt die soziale Komponente in Frankreich eine wichtige Rolle. Man isst gemeinsam mit der Familie und Freunden und achtet dabei auch auf feste Zeiten. Die Franzosen haben einfach Spaß am Essen. Sicher ein Grund dafür, dass in Frankreich weniger Menschen übergewichtig sind.
Ganz anders sieht es in Amerika aus – dem Land der Superdicken. Hier sind 60 Prozent der Erwachsenen und 13 Prozent der Kinder und Jugendlichen übergewichtig – Tendenz steigend. Einige Airlines tragen dieser Entwicklung Rechnung und haben die Sitze der Passagiere standardmäßig verbreitet. Ernährung spielt keine besonders große Rolle und rückt nur in den Mittelpunkt, wenn es darum geht, mit Diäten das Gewicht zu drücken. Fertiggerichte, Hamburger und süße Snacks bilden das Rückgrad der US-Kost. Jährlich sterben rund 300 000 US-Bürger an den Folgen des Übergewichts. Die Kleidergröße XXXL ist im Land von Fastfood und Coca-Cola problemlos zu bekommen. Und während nur zwei Prozent der Franzosen Nahrungszusätze und Vitamine in Pillenform zu sich nehmen, tun das 55 Prozent der Amerikaner.
Ich glaube, diese Fakten sprechen für sich. Für eine schlanke Linie ist der bewusste Umgang mit der Nahrung unumgänglich.

Leichtigkeit und Tatendrang sind direkte Folgen von gesundem Essen. Und so wächst auch die Lust an der Bewegung.

Sport allein hilft nicht

All jenen, die glauben, Sport allein wäre das Patentrezept fürs Abnehmen, sei gesagt: Das funktioniert nicht! Wer täglich 30 Minuten mit einem Puls von etwa 125 Schlägen läuft, regt die Fettverbrennung an und verbraucht rund 300 Kalorien. 70 Prozent des täglichen Kalorienbedarfs braucht der Organismus für den Grundumsatz. Die restlichen 30 Prozent verbrennt er durch Bewegung. Auch wenn die 100-Prozent-Marke überschritten wird, also man mehr Kalorien verbraucht als man zu sich nimmt, heißt das nicht, dass die Kilos schwinden. Denn nach dem Sport kommt häufig der Heißhunger und dann futtern wir uns das Abtrainierte wieder an. Sportmediziner haben bei Tests herausgefunden, dass für die Idealfigur eine ausgewogene, gesunde und leichte Kost unverzichtbar ist. Erst wenn man sich zusätzlich zu seinem Training optimal ernährt, verliert man garantiert überflüssige Pfunde.

Lernen Sie von Schlanken

Gute Vorbilder helfen in allen Lebensbereichen. Deswegen macht es Sinn, schlanke Menschen beim Essen zu beobachten. In der Regel essen sie anders – Diätfreaks mal ausgenommen. »Normal-Schlanke« essen nur, wenn sie Hunger haben. Das ist ein wesentlicher Punkt, denn Übergewichtige essen oft nur aus Lust oder Langeweile. Fragen Sie sich selbst beim Essen: »Bin ich wirklich hungrig?« Schlanke wählen auch ganz selbstverständlich leichte Gerichte und essen gleichzeitig das, worauf sie Lust haben. Sie essen nicht automatisch den Teller leer, auch wenn sie längst satt sind. Der Gedanke »Wär' doch schade drum« kommt ihnen nicht in den Sinn. Ihr entspanntes Verhältnis zum Essen hält sie schlank.

Genuss statt Schuldgefühle

Jeder, der sich mit den Pfunden herumplagt, denkt ständig über sein Gewicht und die Kalorien nach. Mit Gewissensbissen und Kalorienzählerei gehen über kurz oder lang die Figur und der Genuss verloren. Fühlen Sie sich nicht mehr schuldig, wenn Sie essen. Genießen Sie jeden Bissen. Sie können ruhig schlemmen, aber dann aufhören, wenn Sie satt sind.

Wer sich optimal satt isst, fühlt sich danach voller Energie und Tatendrang und nicht abgefüllt und träge.

Ändern Sie alte Programmierungen

Wer abnehmen will, muss seine mentale Einstellung verändern. Unser Essverhalten ist mit der Software eines Computers vergleichbar. Dieses Programm können Sie umschreiben. Die meisten von uns sind von Kindesbeinen an daran gewöhnt, dass man mit Essen beruhigt, belohnt oder getröstet wird. Viele behalten diese Gewohnheit auch als Erwachsene bei und haben mit Übergewicht zu kämpfen. Schreiben Sie die Software in Ihrem Gehirn allmählich um. Fragen Sie sich immer, warum Sie etwas essen. Und – seien Sie ehrlich! Sie werden sehen, es funktioniert.

Machen Sie den ersten Schritt

Veränderung bereitet anfangs immer Schwierigkeiten. Es liegt in der Natur des Menschen, an alten Gewohnheiten festzuhalten und Neues abzulehnen. Die Vorstellung, anders zu essen als bisher, lässt sofort Gedanken an Verzicht und Askese aufkommen. Lassen Sie sich durch diesen Irrglauben nicht von der Veränderung abhalten. Bei meiner Vollweib-Diät bleiben die Lust und der Genuss nicht auf der Strecke. Sie müssen nur lernen, ein paar Grundregeln beim Essen zu beachten.

Der erste Schritt ist der schwierigste. Aber wenn Ihnen die bisherigen Diäten zum Hals heraushängen, Sie keine Lust mehr aufs Hungern haben und unglücklich mit Ihrer Figur sind, dann sind Sie reif für eine Veränderung.

Setzen Sie sich Ziele

Setzen Sie sich unbedingt kleine Etappenziele. Wenn Sie Kuchen, Pommes oder Fastfood so sehr lieben, dass Ihnen der Verzicht unvorstellbar erscheint, dann gönnen Sie sich diese »Sünden« ab und an, vielleicht einmal pro Woche. Legen Sie einen bestimmten Wochentag fest und genießen Sie dann die verbotenen Leckereien ohne Reue. Ich bin mir sicher, dass nach und nach die Lust auf die kleinen Laster schwindet. Außerdem sollten Sie sich besonders am Anfang für Ihre Erfolge belohnen, z. B. mit einem neuen Outfit nach den ersten fünf verlorenen Pfunden. Manchmal wächst die Motivation, wenn man einen Partner beim Abnehmen hat, vielleicht einen Freund oder eine Kollegin; so kann man sich in Frustphasen gegenseitig aufbauen.

Ganz auf seine Lieblingsgewohnheiten oder -speisen zu verzichten, schafft keiner. Gönnen Sie sich lieber ab und zu ganz bewusst eine kalorienreiche Leckerei.

Der Geist ist stark!

Und glauben Sie an sich und die Kraft Ihrer Gedanken. Ihre Motivation ist entscheidend. Ihr Körper ist schön und er weiß am allerbesten, was gut für ihn ist. Vertrauen Sie auf Ihren Bauch, Ihre innere Stimme. Mit etwas Übung spüren Sie, worauf Sie wirklich Appetit haben. Denn oft essen wir gar nicht das, was uns wirklich schmeckt. Das meiste schenkt uns nur für Sekunden Befriedigung. Während ich früher bei Einladungen einfach unüberlegt zugriff, macht mich heute beispielsweise eine Sahnetorte nicht mehr an. Der Anblick dieser Kalorienbombe aus Fett und Zucker lässt mich regelrecht schaudern. Sehe ich dagegen einen knackigen Salat oder einen exotischen Früchteteller, läuft mir das Wasser im Mund zusammen.

Wieviel sollten Sie eigentlich wiegen?

Wie viele Kilogramm man auf die Waage bringt, hat kaum Aussagekraft. Die früher geläufige Normalgewichtsformel nach Broca (Körpegröße in Zentimetern minus 100 = Normalgewicht in Kilogramm) hat mittlerweile ausgedient. Experten bestimmen das Idealgewicht heute anders. Entscheidend sind zwei Kriterien: das Normalgewicht, gemessen mit dem so genannten Body-Mass-Index, kurz BMI, und der Anteil an Körperfett.

Mithilfe des Body-Mass- Index' können Sie exakt ausrechnen, ob Ihr Gewicht zu niedrig, normal oder zu hoch ist.

Der Body-Mass-Index

Das Normalgewicht zu ermitteln, ist ganz einfach. Man benötigt nur die Formel für den Body-Mass-Index. Sie lautet:

$$\text{BMI} = \frac{\text{Körpergewicht (in kg)}}{\text{Körpergrösse x Körpergrösse (in Meter)}}$$

Ein Beispiel: Sie sind eine 1,68 Meter große Frau und wiegen 62 Kilo. Dann errechnet sich Ihr BMI wie folgt:

$$\text{BMI} = \frac{\text{62 Kilogramm}}{\text{1,68 m x 1,68 m}} = 21{,}96$$

Ihr BMI liegt bei rund 22 und Sie zählen zu den schlanken Frauen. Ein Mann von 1,78 Meter Größe und 98 Kilogramm hätte einen BMI von 30,93 und hätte damit Übergewicht. Rechnen Sie Ihren Body-Mass-Index aus und stellen Sie fest, zu welcher Gewichtsklasse Sie wirklich zählen.

Der BMI-Wert muss aber nicht unbedingt errechnet werden. Sie können Ihn auch ganz bequem von der nebenstehenden Tabelle ablesen.

GEWICHT IN KILOGRAMM	1,55	1,57	1,59	1,61	1,63	1,65	1,67	1,69	1,71	1,73	1,75	1,77	1,79	1,81	1,83	1,85	1,87	1,89	1,91	1,93	1,95	1,97	1,99	2,01
120	50	49	47	46	45	44	43	42	41	40	39	38	37	37	36	35	34	34	33	32	32	31	30	30
119	50	48	47	46	45	44	43	42	41	40	39	38	37	36	36	35	34	33	33	32	31	31	30	29
118	49	48	47	46	44	43	42	41	40	39	39	38	37	36	35	34	34	33	32	32	31	30	30	29
117	49	47	46	45	44	43	42	41	40	39	38	37	37	36	35	34	33	33	32	31	31	30	30	29
116	48	47	46	45	44	43	42	41	40	39	38	37	36	35	35	34	33	32	32	31	31	30	29	29
115	48	47	45	44	43	42	41	40	39	38	38	37	36	35	34	34	33	32	32	31	30	30	29	28
114	47	46	45	44	43	42	41	40	39	38	37	36	36	35	34	33	33	32	31	31	30	29	29	28
113	47	46	45	44	43	42	41	40	39	38	37	36	35	34	34	33	32	32	31	30	30	29	29	28
112	47	45	44	43	42	41	40	39	38	37	37	36	35	34	33	33	32	31	31	30	29	29	28	28
111	46	45	44	43	42	41	40	39	38	37	36	35	35	34	33	32	32	31	30	30	29	29	28	27
110	46	45	44	42	41	40	39	39	38	37	36	35	34	34	33	32	31	31	30	30	29	28	28	27
109	45	44	43	42	41	40	39	38	37	36	36	35	34	33	33	32	31	31	30	29	29	28	28	27
108	45	44	43	42	41	40	39	38	37	36	35	34	34	33	32	32	31	30	30	29	28	28	27	27
107	45	43	42	41	40	39	38	37	37	36	35	34	33	33	32	31	31	30	29	29	28	28	27	26
106	44	43	42	41	40	39	38	37	36	35	35	34	33	32	32	31	30	30	29	28	28	27	27	26
105	44	43	42	41	40	39	38	37	36	35	34	34	33	32	31	31	30	29	29	28	28	27	27	26
104	43	42	41	40	39	38	37	36	36	35	34	33	32	32	31	30	30	29	29	28	27	27	26	26
103	43	42	41	40	39	38	37	36	35	34	34	33	32	31	31	30	29	29	28	28	27	27	26	25
102	42	41	40	39	38	37	37	36	35	34	33	33	32	31	30	30	29	29	28	27	27	26	26	25
101	42	41	40	39	38	37	36	35	35	34	33	32	32	31	30	30	29	28	28	27	27	26	26	25
100	42	41	40	39	38	37	36	35	34	33	33	32	31	31	30	29	29	28	27	27	26	26	25	25
99	41	40	39	38	37	36	35	35	34	33	32	32	31	30	30	29	28	28	27	27	26	26	25	25
98	41	40	39	38	37	36	35	34	34	33	32	31	31	30	29	29	28	27	27	26	26	25	25	24
97	40	39	38	37	37	36	35	34	33	32	32	31	30	30	29	28	28	27	27	26	26	25	24	24
96	40	39	38	37	36	35	34	34	33	32	31	31	30	29	29	28	27	27	26	26	25	25	24	24
95	40	39	38	37	36	35	34	33	32	32	31	30	30	29	28	28	27	27	26	26	25	24	24	24
94	39	38	37	36	35	35	34	33	32	31	31	30	29	29	28	27	27	26	26	25	25	24	24	23
93	39	38	37	36	35	34	33	33	32	31	30	30	29	28	28	27	27	26	25	25	24	24	23	23
92	38	37	36	35	35	34	33	32	31	31	30	29	29	28	27	27	26	26	25	25	24	24	23	23
91	38	37	36	35	34	33	33	32	31	30	30	29	28	28	27	27	26	25	25	24	24	23	23	23
90	37	37	36	35	34	33	32	32	31	30	29	29	28	27	27	26	26	25	25	24	24	23	23	22
89	37	36	35	34	33	33	32	31	30	30	29	28	28	27	27	26	25	25	24	24	23	23	22	22
88	37	36	35	34	33	32	32	31	30	29	29	28	27	27	26	26	25	25	24	24	23	23	22	22
87	36	35	34	34	33	32	31	30	30	29	28	28	27	27	26	25	25	24	24	23	23	22	22	22
86	36	35	34	33	32	32	31	30	29	29	28	27	27	26	26	25	25	24	24	23	23	22	22	21
85	35	34	34	33	32	31	30	30	29	28	28	27	27	26	25	25	24	24	23	23	22	22	21	21
84	35	34	33	32	32	31	30	29	29	28	27	27	26	26	25	25	24	24	23	23	22	22	21	21
83	35	34	33	32	31	30	30	29	28	28	27	26	26	25	25	24	24	23	23	22	22	21	21	21
82	34	33	32	32	31	30	29	29	28	27	27	26	26	25	24	24	23	23	22	22	22	21	21	20
81	34	33	32	31	30	30	29	28	28	27	26	26	25	25	24	24	23	23	22	22	21	21	20	20
80	33	32	32	31	30	29	29	28	27	27	26	26	25	24	24	23	23	22	22	21	21	21	20	20
79	33	32	31	30	30	29	28	28	27	26	26	25	25	24	24	23	23	22	22	21	21	20	20	20
78	32	32	31	30	29	29	28	27	27	26	25	25	24	24	23	23	22	22	21	21	21	20	20	19
77	32	31	30	30	29	28	28	27	26	26	25	25	24	24	23	22	22	22	21	21	20	20	19	19
76	32	31	30	29	29	28	27	27	26	25	25	24	24	23	23	22	22	21	21	20	20	20	19	19
75	31	30	30	29	28	28	27	26	26	25	24	24	23	23	22	22	21	21	21	20	20	19	19	19
74	31	30	29	29	28	27	27	26	25	25	24	24	23	23	22	22	21	21	20	20	19	19	19	18
73	30	30	29	28	27	27	26	26	25	24	24	23	23	22	22	21	21	20	20	20	19	19	18	18
72	30	29	28	28	27	26	26	25	25	24	24	23	22	22	21	21	21	20	20	19	19	19	18	18
71	30	29	28	27	27	26	25	25	24	24	23	23	22	22	21	21	20	20	19	19	19	18	18	18
70	29	28	28	27	26	26	25	25	24	23	23	22	22	21	21	20	20	20	19	19	18	18	18	17
69	29	28	27	27	26	25	25	24	24	23	23	22	22	21	21	20	20	19	19	19	18	18	17	17
68	28	28	27	26	26	25	24	24	23	23	22	22	21	21	20	20	19	19	19	18	18	18	17	17
67	28	27	27	26	25	25	24	23	23	22	22	21	21	20	20	20	19	19	18	18	18	17	17	17
66	27	27	26	25	25	24	24	23	23	22	22	21	21	20	20	19	19	18	18	18	17	17	17	16
65	27	26	26	25	24	24	23	23	22	22	21	21	20	20	19	19	19	18	18	17	17	17	16	16
64	27	26	25	25	24	24	23	22	22	21	21	20	20	20	19	19	18	18	18	17	17	16	16	16
63	26	26	25	24	24	23	23	22	22	21	21	20	20	19	19	18	18	18	17	17	17	16	16	16
62	26	25	25	24	23	23	22	22	21	21	20	20	19	19	19	18	18	17	17	17	16	16	16	15
61	25	25	24	24	23	22	22	21	21	20	20	19	19	19	18	18	17	17	17	16	16	16	15	15
60	25	24	24	23	23	22	22	21	21	20	20	19	19	18	18	18	17	17	16	16	16	15	15	15
59	25	24	23	23	22	22	21	21	20	20	19	19	18	18	18	17	17	17	16	16	16	15	15	15
58	24	24	23	22	22	21	21	20	20	19	19	19	18	18	17	17	17	16	16	16	15	15	15	14
57	24	23	23	22	21	21	20	20	19	19	19	18	18	17	17	17	16	16	16	15	15	15	14	14
56	23	23	22	22	21	21	20	20	19	19	18	18	17	17	17	16	16	16	15	15	15	14	14	14
55	23	22	22	21	21	20	20	19	19	18	18	18	17	17	16	16	16	15	15	15	14	14	14	14
54	22	22	21	21	20	20	19	19	18	18	18	17	17	16	16	16	15	15	15	14	14	14	14	13
53	22	22	21	20	20	19	19	19	18	18	17	17	17	16	16	15	15	15	15	14	14	14	13	13
52	22	21	21	20	20	19	19	18	18	17	17	17	16	16	16	15	15	15	14	14	14	13	13	13
51	21	21	20	20	19	19	18	18	17	17	17	16	16	16	15	15	15	14	14	14	13	13	13	13
50	21	20	20	19	19	18	18	18	17	17	16	16	16	15	15	15	14	14	14	13	13	13	13	12

KÖRPERLÄNGE IN METERN

- BMI ab 40 – Extremes Übergewicht
- BMI 30–40 – Übergewicht
- BMI 25–30 – Leichtes Übergewicht
- BMI 20–25 – Ihr Gewicht ist ok
- BMI 12–20 – Untergewicht

Body Mass Index (BMI)	Bewertung	Maßnahmen
Kleiner als 18,5	Untergewicht	an Gewicht zunehmen
18,5–25	Normalgewicht	Gewicht halten
25–30	Übergewicht	abnehmen, wenn Risikofaktoren vorhanden
30–35	Adipositas Grad I	abnehmen
35–40	Adipositas Grad II	stark abnehmen
Größer als 40	Adipositas Grad III	erheblich abnehmen

So genannte Impedanzwaagen messen den Fettanteil im Körper. Liegt dieser Wert über dem Durchschnitt, wird es höchste Zeit für ein Workoutprogramm.

Der Körperfettanteil

Der zweite Punkt ist das Körperfett. Fett ist leichter als Muskeln. Deshalb kann eine trainierte Frau mit 65 Kilogramm in besserer körperlicher Verfassung sein, als eine Frau gleicher Größe, die nur 60 Kilogramm wiegt, aber einen höheren Fettanteil besitzt. So kann eine scheinbar dünne Person in Wirklichkeit viel mehr Körperfett haben, während eine schwerere Frau den optimalen Fettanteil aufweist. Wenn ich mich auf die Waage stelle, interessiert mich daher besonders der Körperfettanteil und nicht nur die Kilos.

Meine Waage misst den Fettanteil mittels der so genannten BIA-Methode (bioelektrische Impendanz-Analyse). Der elektrische Strom fließt im menschlichen Körper leichter durch Flüssigkeiten in der Muskulatur als durch Fett. Die Messung dieses Widerstands wird als bioelektrische Impedanz bezeichnet und ermittelt genau den prozentualen Anteil des Körperfetts. Sensoren auf der Waage unter meinen Füßen messen das Verhältnis von Muskeln zu Fettgewebe, indem Schwachstrom durch den Körper geschickt wird. Keine Angst, das spürt man nicht.

Die Tabelle auf Seite 114 zeigt, dass der Anteil des Körperfetts mit dem Alter steigt. Es ist ganz normal, dass wir mit den Jahren Muskelmasse verlieren und sich gleichzeitig der Körperfettanteil erhöht. Wer im Alter nicht automatisch dick werden will, muss deshalb seine Ernährung anpassen. Außerdem steigt die Lebenserwartung, wenn man keine überflüssigen Pfunde mit sich herumschleppt. Der Umkehrschluss: Übergewicht kostet Lebenszeit und Jugend. Ab dem 30. Lebensjahr verlangsamen sich die Stoffwechselprozesse und der Energiegrundumsatz sinkt dann pro Jahr um etwa ein Prozent.

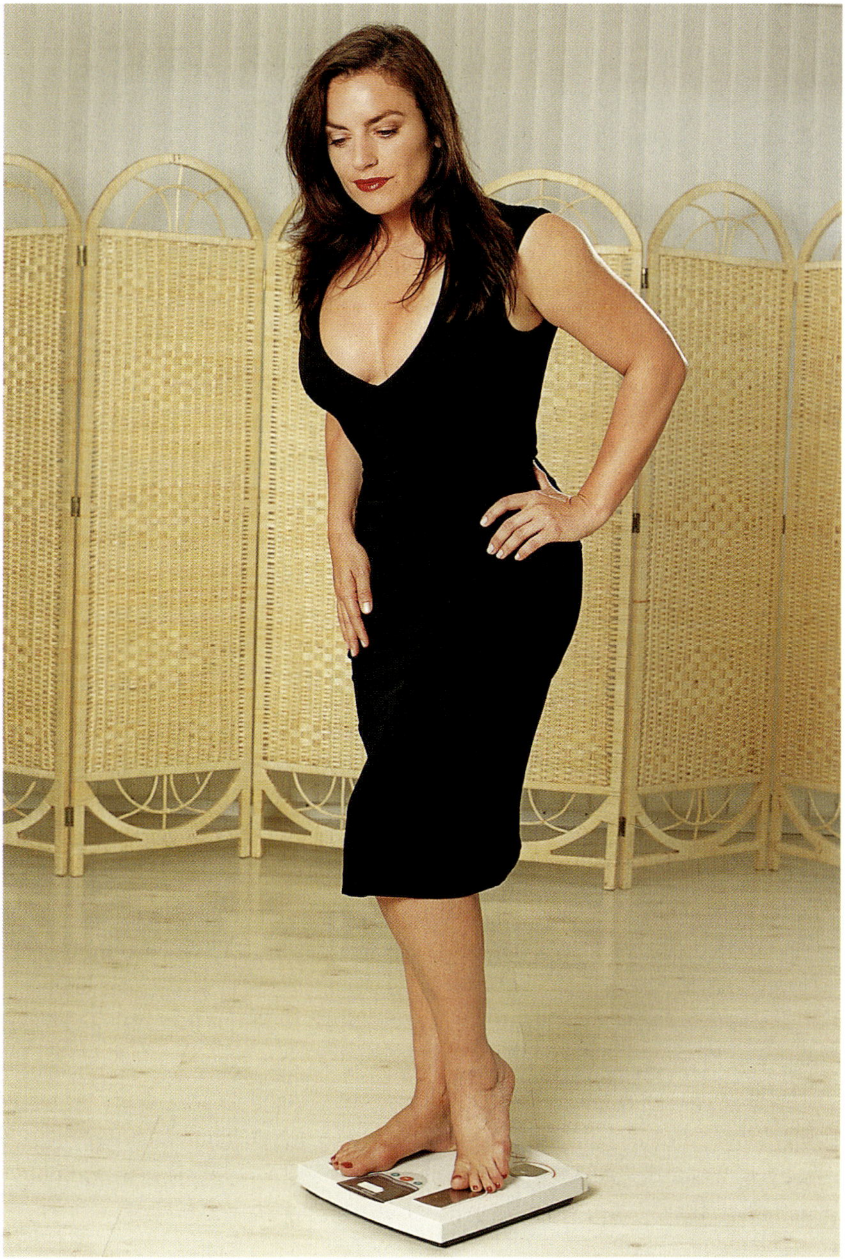

Körperfett übernimmt im Körper viele wichtige Funktionen – z. B. schützt es die Organe oder regelt die Körpertemperatur. Erst wenn der Anteil von Fett im Körper zu hoch ist, kommt es zu gesundheitlichen Problemen.

Nicht das Gewicht in Kilogramm ist entscheidend, sondern der Körperfettgehalt. Spezielle Waagen können das messen.

Körperfettanteil (in Prozent)						
	Männer			Frauen		
Alter	gut	mittel	schlecht	gut	mittel	schlecht
20–24	14,9	19,0	ab 23,2	22,1	25,0	ab 29,6
25–29	16,5	20,3	ab 24,3	22,0	25,4	ab 29,8
30–34	18,0	21,5	ab 25,2	22,7	26,4	ab 30,5
35–39	19,3	22,6	ab 26,0	24,0	27,7	ab 31,5
40–44	20,5	23,6	ab 26,0	25,6	29,3	ab 32,8
45–49	21,5	24,5	ab 27,6	27,3	30,9	ab 34,1
50–59	22,7	25,6	ab 28,7	29,7	33,1	ab 36,2
60 +	23,2	26,2	ab 29,3	30,7	34,0	ab 37,3

Frauen haben von Natur aus mehr Unterhautfettgewebe als Männer. Ihr Körperfettanteil sollte nicht unter zwölf Prozent absinken. Bei Männern liegt die Untergrenze bei sieben Prozent.

Damit wir uns richtig verstehen, ich will das Körperfett nicht grundsätzlich verteufeln. Wir brauchen es, damit unser Körper überhaupt funktionieren kann. Körperfett schützt die Organe, polstert die Gelenke, regelt die Körpertemperatur, speichert Vitamine und Energie. Es schützt auch die Nieren vor Kälte und Schlägen, transportiert die Vitamine und Hormone zu ihrem Bestimmungsort und ist ein Grundbaustoff für unser Immunsystem. Selbst unser gesundes Aussehen hängt vom Fett ab. Haut, Nägel und Haare wären ohne Körperfett stumpf und spröde; dies ist auch der Grund dafür, warum manche überschlanke Frau unter vorzeitiger Hautalterung und dünnen Haaren leidet. Diese positiven Aspekte gelten natürlich nur für einen optimalen Körperfettanteil. Zu viel Fett führt zu gesundheitlichen Beeinträchtigungen.

In den USA geht der Umsatz der Low-Fat- und No-Fat-Produkte immer mehr zurück. Die Parole »kein Fett im Essen und keines auf den Rippen« ist out, seit die Ergebnisse der neuesten Untersuchungen vorliegen: Komplett fettfreie Kost macht nicht schlank, sondern krank.
Auch hier zu Lande hat die Euphorie über die Light-Produkte nachgelassen. Denn häufig sind diese Lebensmittel deutlich teurer als vergleichbare Alternativen. Obendrein ist der Nutzen für die schlanke Linie meist zweifelhaft: Ein »Light«-Camembert hat beispielsweise immer noch einen deutlich höheren Fettanteil als eine von Natur aus fettärmere Käsesorte wie etwa Ziegenkäse.

Warum hungern dick macht

»Man muss essen, um abzunehmen!« – so lautet mein Credo für die Traumfigur. Klingt das für Sie zu schön, um wahr zu sein? Ernährungsexperten bestätigen diese Aussage aber. Der Weg zur Idealfigur führt nur über richtiges Essen und nicht über Hungern, FdH oder 800 Kalorien pro Tag. Diese Diäten bewirken genau das Gegenteil.

Der Zusammenhang zwischen Stoffwechsel und Figur

Der Umbau von Nahrungsmitteln in Energie heißt Stoffwechsel. Unser Körper holt sich aus der Nahrung Bestandteile wie Fett, Eiweiß oder Kohlenhydrate heraus, die er als Betriebs- aber auch als Baustoffe benötigt. Unser Stoffwechsel wird durch Gene gelenkt, wir können ihn jedoch durch unsere Lebensweise positiv oder negativ beeinflussen. So wirbeln Hungerkuren wie ein zerstörerischer Hurrikan durch den Stoffwechsel.

Selbst nach Jahrtausenden unterscheidet sich unser Stoffwechsel kaum von dem der Steinzeitmenschen. Das ist auch der Grund dafür, dass man durch Hungerkuren nicht ab-, sondern zunimmt. Beim Hungern schwinden zwar die Pfunde erst einmal, aber für den Körper ist eine Hungerkur eine Hungersnot und deshalb schlägt er Alarm. Stresshormone überschwemmen den Körper, das Notprogramm läuft an: Der Körper schaltet beim Kalorienverbrauch sofort einen Gang herunter und der Energiebedarf wird gesenkt. Bekommt der Körper plötzlich viel weniger Kalorien als normal, geht er an seine Energiereserven. Zuerst holt er sich die Energie in Form von Glykogen aus den Muskeln. Gleichzeitig greift er auch auf das Körpereiweiß zurück, baut dadurch Muskelmasse ab und entzieht dem Gewebe Wasser. Diese Strategie verhindert die Idealfigur, denn der Körper holt sich erst sehr spät Energie aus den Fettdepots, die als eiserne Reserve angelegt wurden. Der oft so gefeierte Gewichtsverlust beruht fast immer auf einem Schwund an wertvoller Muskelmasse und einem Wasserverlust.

Im Alter verbraucht der Körper weniger Energie. Deshalb nimmt man trotz gleichbleibender Ernährung zu.

Ist die »Hungersnot« beendet, setzt der Jo-Jo-Effekt ein: Sie essen normal, der Körper aber bleibt beim »Low-Budget-Energieverbrauch«, denn er hat durch den Verlust an Muskelmasse einen geringeren Grundumsatz. Plötzlich sitzen Sie in der

Fastenfalle: Jede Kalorie schlägt jetzt doppelt an, da der Körper erstens weniger Energie benötigt und zweitens Reserven für die nächste »Hungersnot« sammelt. Wer diesem Effekt entkommen will, darf deshalb nicht hungern.

Wissenschaftliche Studien haben es längst bewiesen: Genuss beim Essen ist gesünder als triste Diät. Strenge Abnehmvorschriften und Verbote bewirken auf lange Sicht nichts Gutes.

Den Teufelskreis durchbrechen

Dicke haben in gewisser Weise mit ihrer Behauptung Recht, sie würden schon zunehmen, wenn sie Leckereien nur anschauen. Durch die vielen Diäten verbraucht ihr Körper nämlich viel zu wenig Energie und mit jeder weiteren Diät wird das noch schlimmer. Anstatt abzunehmen oder schlank zu bleiben, wird man immer dicker. Um aus diesem Teufelskreis auszubrechen, gibt es nur eine Lösung: Man muss das Richtige essen und die Mahlzeiten genießen!

Tipp

Stellen Sie sich die Frage: Kann denn Essen Sünde sein? Nein! Erst als ich dieses Prinzip verstanden und angewendet habe, purzelten bei mir die Pfunde. Und dabei habe ich nicht gehungert, sondern vernünftig gegessen.

Vorsicht vor Fettnäpfchen

Experten empfehlen, dass wir 35 Prozent der täglichen Energiemenge, also maximal 60 bis 70 Gramm, in Form von Fett zu uns nehmen sollen. Nach Angaben der Deutschen Gesellschaft für Ernährung liegt bei uns der Fettanteil in der Nahrung aber bei über 40 Prozent – das ist eindeutig zu hoch. Außerdem ist Fett nicht gleich Fett. Gesättigte Fettsäuren in tierischen Produkten wie Sahne, Butter, Wurst und Fleisch begünstigen Übergewicht, Herz- und Kreislauferkrankungen. Empfehlenswert sind dagegen pflanzliche ungesättigte Fettsäuren. Die ungesättigten Fettsäuren senken das »schlechte« LDL-Cholesterin, das an der Entstehung von Herz-Kreislauf-Erkrankungen und Arteriosklerose beteiligt sein soll. Die folgende Tabelle zeigt, welche Lebensmittel besonders fettarm bzw. -reich sind.

FETTGEHALT AUSGEWÄHLTER LEBENSMITTEL
(Angaben in Gramm je 100 Gramm Lebensmittel)

MILCH UND MILCHPRODUKTE

Buttermilch	< 1
Crème fraîche	40
Kondensmilch	8
Saure Sahne	10
Schlagsahne	32
Schmand	24

KÄSE

Appenzeller 50 % Fett i.Tr.	32
Bavaria Blue 70 % Fett i.Tr.	40
Camembert 60 % Fett i.Tr.	33
Edamer 45 % Fett i.Tr.	28
Emmentaler 45 % Fett i.Tr.	30
Gouda 48 % Fett i.Tr.	28
Mozzarella	20
Parmesan 32 % Fett i.Tr.	26
Raclette 48 % Fett i.Tr.	28
Tilsiter 45 % Fett i.Tr.	25
Ziegenkäse 45 % Fett i.Tr.	22

EIER

Eigelb	32
Eiklar	< 1
Hühnerei	12

FETTE UND ÖLE

Butter	83
Butterschmalz	99
Kokosfett, gereinigt	99
Mayonnaise 80 % Fett	79
Salatmayonnaise 50 % Fett	49
Schweinschmalz	99
Speiseöl	99

FISCH/MEERESTIERE

Aal, roh	25
Austern	1
Forelle	3
Hecht	1
Heilbutt	2
Hering	18
Hummer	2
Goldbarsch	4
Kabeljau (Dorsch)	< 1
Karpfen	5
Lachs, geräuchert	7
Lachs, roh	14
Languste	1
Sardine	4
Scholle	2
Steinbutt	2
Thunfisch, roh	16
Tintenfisch	1
Zander	< 1

GEFLÜGEL

Brathuhn	9
Ente	17
Gans	31
Hühnerbrust	6
Putenbrust	1
Suppenhuhn	20

HAMMEL-/LAMMFLEISCH

Brust	37
Filet	3
Keule	18
Kotelett	32
Lende	13
Zunge	15

KALBFLEISCH

Brust	6
Filet	1
Keule	1
Kotelett	3
Schnitzel	2
Zunge	6

RINDFLEISCH

Filet	4
Hackfleisch	14
Keule	9
Lende	4
Rippe	32
Zunge	16

SCHWEINEFLEISCH

Filet	3
Bauch	21
Eisbein	12
Kassler	17
Keule	23
Kotelett	6
Zunge	15

WILD

Hase	3
Hirsch	3
Kaninchen	7
Reh	1

WURST

Bierschinken	11
Bockwurst	25
Geflügelwurst, mager	5
Gelbwurst	27
Lachsschinken (ohne Fettrand)	3
Leberwurst, grob	29
Mettwurst	37
Putenbrust	3
Salami	33
Schinken, gekocht	11
Schinken, geräuchert	18
Wiener Würstchen	28

BACKWAREN

Apfelkuchen, gedeckt	7
Butterkeks	10
Käsekuchen	10
Nusskuchen	24
Pfannkuchen	12
Sachertorte	17
Sahnetorte	25

NÜSSE/KERNE

Cashewnüsse	42
Erdnussbutter	50
Pinienkerne	60
Walnüsse	62

Schon beim Einkauf die Fettaufnahme regulieren

Betrachten Sie schon im Laden die Verpackungen aufmerksam. Oft finden Sie darauf eine kleine Tabelle, die Ihnen verrät, ob das Lebensmittel gut oder schlecht für Ihre Figur ist. Es ist nämlich der Anteil der verschiedenen Nährstoffe angegeben. Neben dem Zuckergehalt steht dort auch, wieviel Prozent oder Gramm Fett in einem Lebensmittel enthalten sind. Aber was ist mit Lebensmitteln, die nicht verpackt sind, z. B. Wurst oder Käse von der Theke? Ich frage bei Käse, Wurst, Fisch und Fleisch meistens schon gleich gezielt nach fettarmen Sorten. Eine Faustregel gilt fast immer: Je billiger der Käse, je teurer die Wurst, umso fettärmer sind sie.

Kochen wie im Süden

Beim Kochen und Braten verwende ich nicht, wie in Deutschland noch häufig üblich, tierisches Fett, sondern wie die Südländer nur Olivenöl. Zwar ist auch Olivenöl Fett, aber es ist reich an ungesättigten Fettsäuren. Es ist also ein »gutes« Fett. Man darf Fett nicht einfach verbannen, vielmehr muss man für die schlanke Linie und die Gesundheit wählerisch sein. Bei mir gibt es beispielsweise keine Sahnesaucen oder Panaden. Ich koche pur. Denn eine dicke Sauce oder eine Panade verdecken im Grunde nur den natürlichen Geschmack. Ich koche auch gerne im Wok. Das Schnipseln des Gemüses kostet zwar Zeit. Aber das Kochen geht dann umso schneller. Sie werden sehen, wie gut so ein Gericht schmeckt und wie »leicht« Sie sich nach dem Essen fühlen.

Zu viel Zucker macht krank

Wenn Zucker (aber auch Weißmehl) nach der Verdauung als Molekül ins Blut kommt, »erschrickt« die Bauchspeicheldrüse. Das kleine Organ unterhalb des Magens schüttet daraufhin schockartig das Hormon Insulin aus, um den Blutzucker zu regulieren und um diese Moleküle aus dem Blut zu schaffen. Insulin wird auch als Dickmacherhormon bezeichnet, weil es für das Übergewicht mitverant-

wortlich ist. Es signalisiert den Muskeln: Nimm den Zucker, um schnell an Energie zu kommen. Fettmoleküle werden als eiserne Reserve auf Bauch, Hüften und Po gepackt. Solange Sie diesen Kreislauf nicht unterbrechen, bleibt das Fett in seinen Depots eingesperrt.
Wenn die Konzentration von Insulin im Blut zu hoch ist, kann das Fett also nicht verbrannt werden. Wer ständig mit Süßem seinen Blutzuckerspiegel hochjagt, wird außerdem von Heißhungerattacken gequält. Denn wenn der Blutzuckerspiegel wieder sinkt, meldet sich der Körper mit bohrendem Hungergefühl. Deswegen haben Dicke oft besonders großen Appetit auf alles, was dick macht.
Das ist ein Teufelskreis, der nach Jahren in einen Diabetes von Typ II (Zuckerkrankheit durch Erschöpfung des Insulins) enden kann, weil die Bauchspeicheldrüse und die Inselzellen auf Dauer überfordert werden. Der Körper produziert dann zwar immer noch Insulin. Aber das Hormon kann nicht mehr wirken. Der Transport des Zuckers in die Zellen funktioniert nicht mehr. Die Folgen sind unter anderem Infektionen, Krämpfe, Nierenleiden und Gefäßablagerungen. Außerdem wächst das Risiko, einen Herzinfarkt oder Schlaganfall zu erleiden.

Wenn Sie zuviel Zucker konsumieren, schaden Sie nicht nur Ihren Zähnen: Durch die erhöhte Ausschüttung von Insulin kommt es zu Heißhungerattacken und das Risiko eines Diabetes (Typ II)-Erkrankung steigt.

Die Sucht nach Zucker

Fachleute sprechen bei dieser falschen Ernährung von einer regelrechten Insulin-Mast. Fest steht: Wer seinen Körper mit Süßem bombardiert, braucht ständig Nachschub. Denn auch Zucker kann süchtig machen. Zu den Zuckerlieferanten zählen aber nicht nur Naschereien. Zucker ist in Kuchen, Limonaden, Ketchup, Fruchtjoghurt und als Konservierungsstoff in Fertiggerichten allgegenwärtig. Ich spiele dieses Spiel nicht mehr mit. Meine Lust auf Süßes stille ich mit Obst.

Wenig GLYX macht glücklich

Hinter dem Kürzel GLYX verbirgt sich der so genannte **gly**kämische Inde**x**. Dieser Wert verrät, wie stark ein Lebensmittel den Insulin- und Blutzuckerspiegel erhöht. Besonders hohe GLYX-Werte weisen Zucker und Weißmehl auf.
Nur ein niedriger GLYX – bis maximal 50 – ist der Garant für die Idealfigur. Pommes (80), Bier (110), Brezeln (85), Bratkartoffeln (94) oder Cola (100) sind genauso tabu wie Kürbis (75) oder Weintrauben (65). Ihr glykämischer Index ist einfach

Tabelle GLYX-Werte

NIEDRIGER GLYX	MITTLERER GLYX	HOHER GLYX
BROT UND BACKWAREN		
Apfelmuffins (Fettgehalt beachten!)	Butterkekse	Baguette
Bananenkuchen	Pizzabrot	Biskuit (Fettgehalt beachten!)
Knäckebrot, ballaststoffreich	Reiscracker	Brezeln
Pumpernickel	Vollkornknäckebrot	Croissant (Fettgehalt beachten!)
Vollkornbrot, fein geschrotet		Weißbrot
Vollkornbrot, grobkörnig		
FRÜHSTÜCKSFLOCKEN		
Kleieflocken	Fertigmüsli (gezuckert)	Cornflakes & Co.
Vollkornhaferflocken	Instant-Haferflocken	
Vollkornmüsli		
Weizenkeime		
GETREIDE, TEIGWAREN UND KARTOFFELN		
Buchweizen	Basmatireis	Bratkartoffeln
Bulgur	Couscous	Eiernudeln
Getreidekörner	Gnocchi	Instant-Reis
Hartweizen-Nudeln	Kartoffelchips (Fettgehalt beachten!)	Pommes Frites (Fettgehalt beachten!)
Kartoffelpüree	Naturreis	Weißer Reis
Parboiled Reis	Neue Kartoffeln, gekocht	
Vollkorn-Nudeln	Popcorn	
HÜLSENFRÜCHTE UND NÜSSE		
Bohnen		
Linsen		
Mandeln (Fettgehalt beachten!)		
Nüsse (Fettgehalt beachten!)		
Sesamsaat (Fettgehalt beachten!)		
Sojabohnen		
Sonnenblumenkerne (Fettgehalt beachten!)		
Trockenerbsen		
GEMÜSE		
Auberginen	Möhren	
Blattsalate	Kürbis	
Brokkoli	Mais	
Grüne Bohnen	Pilze	
Gurken	Grüne Erbsen	
Kohlgemüse	Rote Bete	

NIEDRIGER GLYX	MITTLERER GLYX	HOHER GLYX
GEMÜSE		
Paprika		
Pilze		
Sellerie		
Spinat		
Tomaten		
Zucchini		
Zwiebeln		
OBST		
Äpfel	Ananas	Papayas
Aprikosen, frisch & getrocknet	Bananen	
Avocados (Fettgehalt beachten!)	Mangos	
Beeren	Melonen	
Birnen	Rosinen	
Grapefruits		
Kirschen		
Kiwis		
Orangen		
Pflaumen		
Trauben		
ZUCKER UND SÜSSES		
Agavensirup	Haushaltszucker	Rosinen
Fruchtzucker	Honig	Traubenzucker
Milchzucker	Marmelade	
Bitterschokolade (mehr als 70 % Kakaoanteil; Fettgehalt beachten!)	Schokolade (Fettgehalt beachten!)	
MILCHPRODUKTE		
Dickmilch	Fertigmilchprodukte, gesüßt	
Joghurt	Eiscreme (Fettgehalt beachten!)	
Käse (Fettgehalt beachten!)		
Kefir		
Milch		
Quark		
Trinkschokolade		
GETRÄNKE		
Buttermilch	Bier	Colagetränke
Fruchtsäfte	Fruchtnektare, gesüßt	
Gemüsesäfte	Fruchtsaftgetränke, gesüßt	
Mineralwasser	Limonaden	
Tee & Kaffee, ohne Zucker		
Trinkmilch		

Erst wenn sich der Blutzuckerspiegel wieder auf das Normalniveau eingependelt hat, hören die Heißhungeranfälle auf.

zu hoch. Perfekt sind Vollkornnudeln (30), Linsen (30), Pilze (15), Joghurt (15) oder Kirschen (30). Und ein Betthupferl für Naschkatzen ist auch erlaubt: Bitterschokolade mit einem Kakaogehalt von mehr als 70 Prozent. Ihr GLYX: nur 20.

Leider kann ich bei Honig keine Entwarnung geben. Der »Bienensaft« enthält zwar wichtige Mineralstoffe und Vitamine, aber auch ziemlich viel Zucker. Sein Kaloriengehalt steht dem Zucker in nichts nach. Und die im Honig enthaltenen Aromastoffe steigern die Lust auf noch mehr Süßes.

Proteine helfen beim Abnehmen

Proteine (Eiweiße) sind der einzige Biobaustoff, der Zellen aufbaut und das Gewebe repariert. Sie bringen den Stoffwechsel in Schwung, bauen Muskulatur auf, steigern die Leistungsfähigkeit und stärken das Immunsystem – Meilensteine auf dem Weg zur Idealfigur. Neueste Studien haben außerdem ans Licht gebracht, dass Proteine die Fettzellen dazu anregen, ihr Fett abzugeben.

In Proteinen stecken essenzielle und nicht essenzielle Aminosäuren. Essenzielle Aminosäuren benötigen wir für den Aufbau von Körpereiweiß, wir können sie aber selbst nicht herstellen. Wir können sie jedoch über die Nahrung aufnehmen: Fleisch, Fisch, Geflügel, Milchprodukte, Eier, Hülsenfrüchte und Nüsse sind die Lieferanten.

Zwei lebenswichtige Proteine, Albumin und Globulin, stecken (neben Vitaminen, Mineralien und Spurenelementen) in der Molke. Die beiden Eiweiße regeln den Flüssigkeitshaushalt und transportieren Nährstoffe durch den Körper. Deshalb macht Molke fit und schlank.

Auch Soja macht gesund und schön. Für Japaner ist eine sojahaltige Kost selbstverständlich. In Soja stecken Pflanzenhormone (Phytoöstrogene), die ähnliche Wirkungen wie die weiblichen Geschlechtshormone (Östrogene) entfalten. Forscher gehen davon aus, dass Soja auf Grund seiner guten Inhaltsstoffe das Brustkrebsrisiko extrem sinken lässt. Brustkrebs ist in Japan fast unbekannt. Außerdem soll

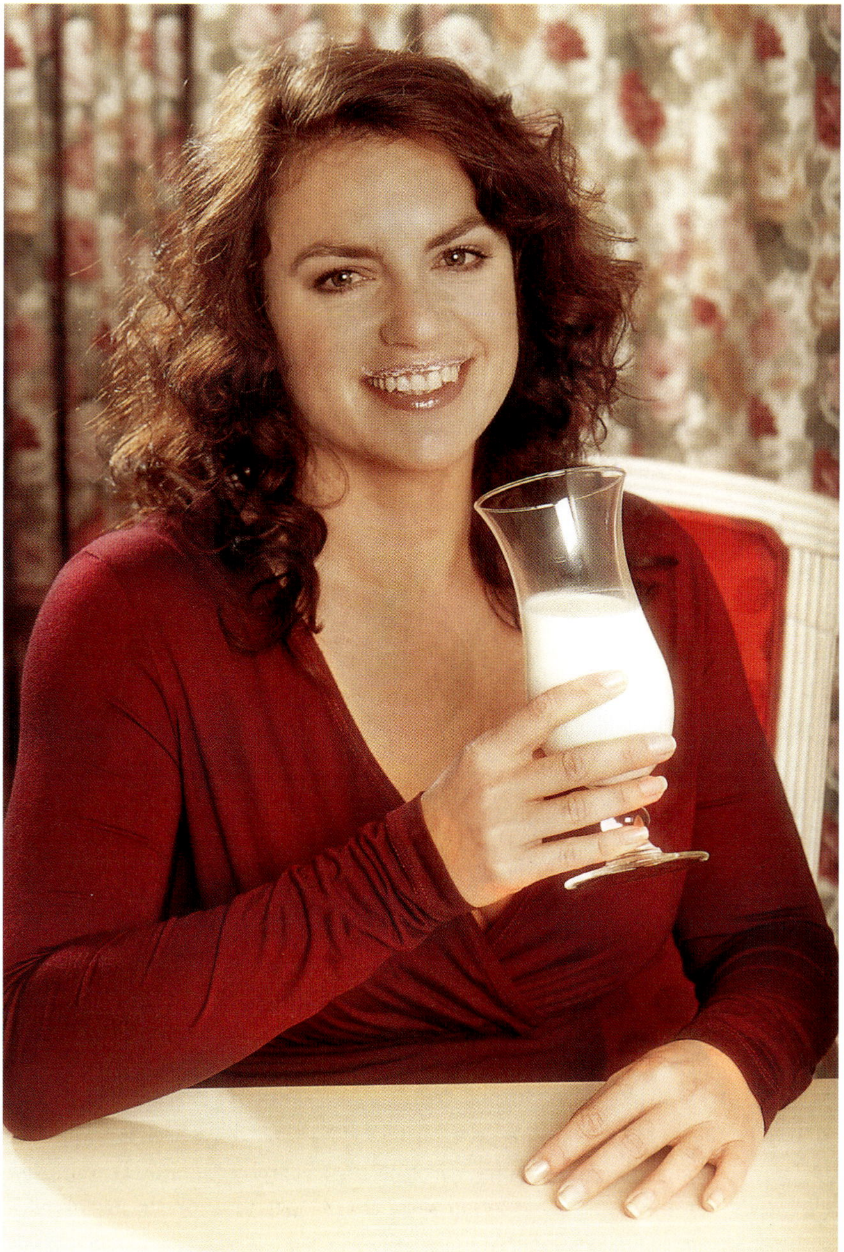

Sojadrinks schützen die Knochen vor Entkalkung, die Blutgefäße vor Verkalkung und verringern das Risiko an Brustkrebs zu erkranken.

Soja maßgeblich zur Vorbeugung gegen Schlaganfall, Herzinfarkt und Osteoporose beitragen. Nicht nur für die Gesundheit, auch für die Schönheit wirkt Soja positiv. Es glättet die Haut und wirkt gegen Cellulite. Kein Wunder, dass bei uns Sojasnacks und -drinks allmählich in Mode kommen.

Die Bio-Fitmacher: Vitamine von A–Z

Wer viel Obst, Gemüse und Salat isst, versorgt sich auf natürlichem Weg mit Vitaminen und Mineralstoffen. Doch Untersuchungen haben gezeigt, dass die meisten Deutschen sich nicht ausgewogen ernähren und deshalb mit bestimmten Stoffen unterversorgt sind. Ein Vitaminmangel hat nicht nur gesundheitliche Beeinträchtigungen zur Folge, er kann z. B. auch zu Stimmungsschwankungen, Konzentrationsmangel und Schlafproblemen führen. Am besten ist es, die Vitamine »natürlich« zu sich zu nehmen, also durch eine reichhaltige Ernährung mit viel Obst und Gemüse.

- **Vitamin A** ist das Beautyvitamin schlechthin. Es steckt z. B. in Möhren und sorgt für schöne und gesunde Haut.
- **Vitamin B**, etwa aus Vollkornprodukten, steht für gute Nerven und gesundes Haar.
- **Vitamin C** schützt den Körper in vielerlei Hinsicht: Es macht stark gegen Schnupfenviren, weil es die Abwehr stärkt. Es treibt den Abbau von Fett voran und schützt die Blutgefäße. Es kann daher dem Herzinfarkt vorbeugen und bei vielen Zivilisationskrankheiten helfen. Vitamin C hält die Haut jung und strafft das Bindegewebe. Deswegen wirkt es gegen Cellulite. Vor allem Raucher brauchen viel Vitamin C, weil Nikotin das Vitamin im Körper abbaut. Bei einer ausgewogenen Ernährung nimmt man ausreichend Vitamin C auf natürlichem Weg zu sich. Wird es zusätzlich über Nahrungsergänzungspräparate zugeführt, ist die Dosis entscheidend: Zu viel Vitamin C wird über die Niere ausgeschieden. Maximal drei Gramm zusätzlich pro Tag reichen aus, um die Wunderwirkung auszukosten.

- **Vitamin E** aus Nüssen, Pflanzenölen oder Avocados ist das Anti-aging-Vitamin. Es schützt die Zellen vor den sogenannten freien Radikalen, die als die gefährlichsten »Altmacher« im Körper gelten. Vitamin E strafft auch das Bindegewebe und soll vor Altersflecken schützen.
- **Vitamin F** ist zwar weniger bekannt als andere Vitamine, ist aber hochwirksam für eine gesunde Haut. Eine der Hauptquellen ist Seefisch.
- **Vitamin H** kräftigt Haut, Haare und Fingernägel. Es ist z. B. in Haferflocken enthalten.
- **Jod** ist für die schlanke Linie unverzichtbar. Dieses Spurenelement regt den Stoffwechsel an. Kochen Sie deshalb mit Jodsalz.
- **Zink** aus Fisch oder Schalentieren bringt Haut und Haare zum Glänzen.

Eine abwechslungsreiche Ernährung mit vielen Vollkornprodukten bietet nach wie vor den besten Schutz gegen Vitamin- und Mineralstoffmangel.

Wenn Sie also das Gefühl haben, Ihre Haare sind stumpf, die Augen ausdruckslos, das Bindegewebe schwabbelig und die Haut wirkt ungesund, dann fehlen Ihnen vermutlich Vitamine oder Spurenelemente. Achten sie einfach auf die Signale Ihres Körpers. Wir müssen nur wieder lernen, ihm zuzuhören.

Vitamine werden auch künstlich hergestellt und in der Apotheke verkauft. Die meisten Multivitaminpräparate sind so dosiert, dass sie den Tagesbedarf decken. Speziell in der kalten Jahreszeit nehme ich gelegentlich Vitamin C in Pulverform. Ich streue dann eine Messerspitze Ascorbinsäure ins Mineralwasser. Über den Tag verteilt mache ich das bis zu dreimal. So halte ich Grippeviren fern.

Ballast macht leicht

Der Name ist Programm: Ballaststoffe sind pflanzliche Bestandteile, die nicht verdaut werden können. Die »Last« bedeutet Lust pur für die Idealfigur. Denn Ballaststoffe sind das Nonplusultra im Kampf gegen das Übergewicht. Bei einer ballaststoffreichen Kost purzeln die Pfunde auf gesunde Weise. Die Pflanzenfasern saugen sich mit Flüssigkeit voll, quellen auf wie ein Schwamm und regen so die Verdauung an. Doch jetzt haben Wissenschaftler herausgefunden, dass Ballaststoffe auch die Wunderwaffe fürs Wohlbefinden und gegen Krebs sind, weil sie Giftstoffe im Körper binden. Die deutsche Gesellschaft für Ernährung empfiehlt 30 Gramm Ballaststoffe pro Tag. Also Finger weg von Weißbrot und weißem Reis. Nehmen Sie stattdessen Vollkorn-Produkte. Und wenn Sie täglich zweimal Obst und Gemüse essen, dann steht der Idealfigur nichts mehr im Weg.

Vergessen Sie die verlockenden Schlankheitspillen und Fettweg-Massagegeräte aus der Zeitschrifenwerbung: Schlank wird damit meist nur Ihr Geldbeutel.

Abnehmen mit Schlankheitsmitteln?

Ob Fernsehwerbung, Anzeigen in Zeitschriften oder Angebote in Versandkatalogen – offensichtlich gibt es jede Menge Mittelchen, die das Abnehmen leichter machen sollen. Da werden uns chemische Kilo-Killer angeboten. Dort gibt es den Massagegürtel, der ruckzuck die Pfunde wegmassiert, während man gemütlich auf dem Sofa sitzt. Nicht zu vergessen die Appetitzügler, die uns dazu bringen sollen, nicht mehr so viel zu essen. Die Werbung zeigt Vorher-Nachher-Bilder von Menschen, die angeblich sieben Kilo in nur 14 Tagen abgenommen haben, was eindrucksvoll mit Maßbändern demonstriert wird.
So unglaublich die Versprechungen auch klingen mögen, es gibt genug Menschen, die sich blenden lassen, weil sie immer noch auf die Wunderdiät hoffen. Doch es ist schlichtweg gelogen, wenn jemand behauptet, Sie könnten ohne die Umstellung Ihrer Ernährung – quasi im Schlaf – schlank werden. Ich behaupte sogar, dass 95 Prozent der angepriesenen Diäten ein Schwindel sind.

Abnehmen geht nur mit Köpfchen

Ich selbst bin ein Naturfan und vertraue auf die Kräfte und Inhaltsstoffe der Natur. Trotzdem spricht für mich nichts dagegen, einige Vitamine und Enzyme in Pillenform als Nahrungsergänzung zu nehmen. Dagegen halte ich nichts von Appetitzüglern und Diätpillen. Wir können ohne irgendwelche chemischen Hilfsmittel eine perfekte Figur bekommen und behalten. Dazu ist allerdings etwas Disziplin nö-

tig. Die meisten Menschen wissen ja instinktiv, was der schlanken Linie gut tut und was nicht. Nur hören sie nicht auf die Signale des Körpers.
Ich kenne selbst nur zu gut die Lust am Schlemmen. Die Weihnachtszeit ist mein Verhängnis. Da fällt es mir schwer, nein zu sagen und Lebkuchen, Plätzchen und Glühwein zu widerstehen. Ich werde schwach – und da im Winter der Körper sowieso auf Speichern programmiert ist, nehme ich meist ein wenig zu. Aber wenn diese Zeit vorbei ist, gehe ich die überflüssigen Pfunde wieder an, und zwar mit Köpfchen. Ich halte mich extrem streng an meine Regeln und esse wenig Fett, kaum Zucker und kein weißes Mehl. Ich wähle hauptsächlich Speisen mit niedrigem GLYX-Faktor, und die kleinen »Sünden«, mit denen ich mir sonst den Sonntag versüße, lasse ich drei Wochen lang ausfallen. Alkohol wird ebenfalls für ein paar Tage ganz von der Speisekarte gestrichen. Dafür mache ich mehr Sport, vor allem laufe ich ausgiebiger, um Fett zu verbrennen.

Finger weg von Diätpillen & Co.

Appetitzügler in Tablettenform kommen mir nicht ins Haus. Man muss essen, um abzunehmen. Wie ich schon ausführlich erklärt habe, haben Hungergefühle einen eindeutigen Grund: Im Blut schwimmt zu viel Insulin und löst die fatalen Heißhunger-Attacken aus. Dieses bohrende Hungergefühl kann ich aber ganz ohne Chemie abstellen. Dazu muss ich nur die Lebensmittel von meinem Speiseplan streichen, die das Insulin locken, nämlich Zucker und Weißmehl. Also Finger weg von diesen Sachen und der Hunger hört von ganz alleine auf.

Mit Formula-Diäten nehmen Sie vielleicht ein paar Pfunde ab – ein gesundes Essverhalten lernen Sie damit jedoch nicht.

Ich bin auch kein Fan von künstlicher Ersatznahrung, wie sie die Formula-Däten propagieren. Astronautennahrung werde ich essen, falls ich einmal ins All fliegen sollte. Aber hier unten auf der Erde will ich Natur pur. Diese konzentrierte Ersatznahrung ergibt doch keinen Sinn: Zuerst isst man zu viel und das Falsche, und um die Pfunde wieder loszuwerden, greift man dann zum anderen Extrem. Dreimal am Tag ein Brei oder Drink – wo bleibt da die Lust am Essen? Zudem tritt bei dieser Ernährung kein Lerneffekt ein, denn wenn man wieder »normal« isst, nimmt man wieder zu. Solche Diäten sind nur sinnvoll, wenn der Arzt aus medizinischen Gründen dazu rät – z. B. bei Menschen mit einem BMI über 30. Diese Diät sollte dann aber ärztlich überwacht werden und nur der Einstieg zu einer dauerhaften Umstellung der Ernährung sein.

Der richtige Wasserspiegel

Wer eine Hungerkur einlegt, verliert in den ersten Tagen schnell Gewicht. Dieser Anfangserfolg bringt aber gar nichts, denn bei so einer Crashdiät zapft der Körper zuerst die Zuckerreserven in den Muskeln und der Leber an. Mit jedem Gramm Zucker verlieren wir auch Wasser. Eine gute Figur erreicht man aber nicht, indem man entwässert. Die Fettzellen müssen schmelzen. Aber die bleiben bei einer Hungerkur meist unangetastet. Nach der Diät nimmt der Körper das Wasser genauso schnell wieder auf, wie er es verloren hat. Der Erfolg ist gleich Null.

Anstatt den Körper zu dehydrieren, muss man entsprechend Flüssigkeit zu sich nehmen. Die meisten Menschen aber – insbesondere ältere Leute, die keinen Durst verspüren und mit der Zeit nicht mehr darauf achten – trinken zu wenig. Und das kann man sogar sehen: Das Bindegewebe unter der Haut speichert Wasser, und wer zu wenig trinkt oder durch eine Crashdiät stark entwässert, bekommt leicht trockene und faltige Haut.

Der menschliche Körper besteht zu über 70 % aus Wasser. Deshalb ist Wasser der Energydrink Nr. 1.

Wer 2 bis 2,5 Liter Flüssigkeit pro Tag zu sich nimmt, bei dem stimmt der Wasserhaushalt. Einen Teil dieser Flüssigkeit nehmen wir über die Nahrung auf; die verbleibenden 1,5 Liter sollte man trinken. Am Anfang erscheint vielen diese Trinkmenge als ungewöhnlich hoch. Das Trinken lässt sich jedoch trainieren: Stellen Sie sich als Erinnerungshilfe immer eine Flasche Wasser auf den Schreibtisch bzw. neben das Bett. Die besten Durstlöscher sind Mineralwasser, Tee und Saftschorle. Kaffee hingegen trocknet den Körper aus. Wer mehr als zwei Tassen am Tag trinkt, verliert wertvolle Flüssigkeit. Koffein stimuliert außerdem den Magen, mehr Säure zu produzieren, was ein Hungergefühl erzeugt.

Auch Alkohol ist als Durstlöscher ungeeignet. Er enthält zwar kein Fett und ein Glas Wein hat weniger Kalorien als eine Scheibe Weißbrot. Aber unser Körper nutzt den Alkohol bevorzugt als Energielieferanten. So lange er damit versorgt wird, greift er Fettdepots nicht an. Wer sein Gewicht reduzieren oder halten will, trinkt also so wenig Alkohol wie möglich. Wer nicht darauf verzichten will, trinkt besser erst, wenn er schon etwas gegessen hat. Der Körper nimmt dann den Alkohol langsamer auf (was die Insulinproduktion drosselt), als wenn man ein Gläschen auf nüchternen Magen trinkt. Trinken Sie möglichst nur Wein. Bier, Cocktails und Liköre enthalten Zucker; das lockt das Insulin und damit die Pfunde.

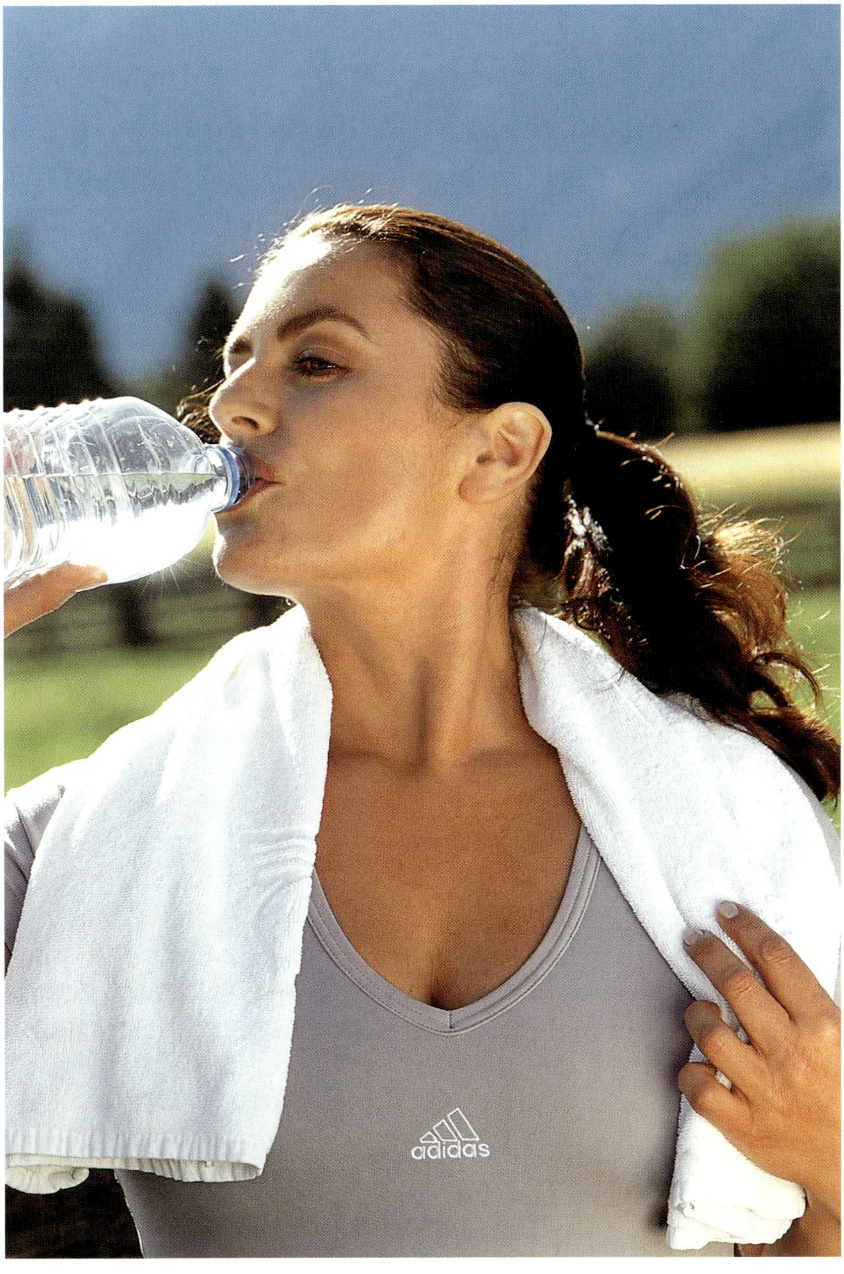

Trinken Sie mindestens zwei Liter am Tag – am besten Mineralwasser. Das gilt vor allem nach dem Sport.

»An apple a day keeps the doctor away« sagt ein englisches Sprichwort – es dürfen aber gerne auch mehrere sein.

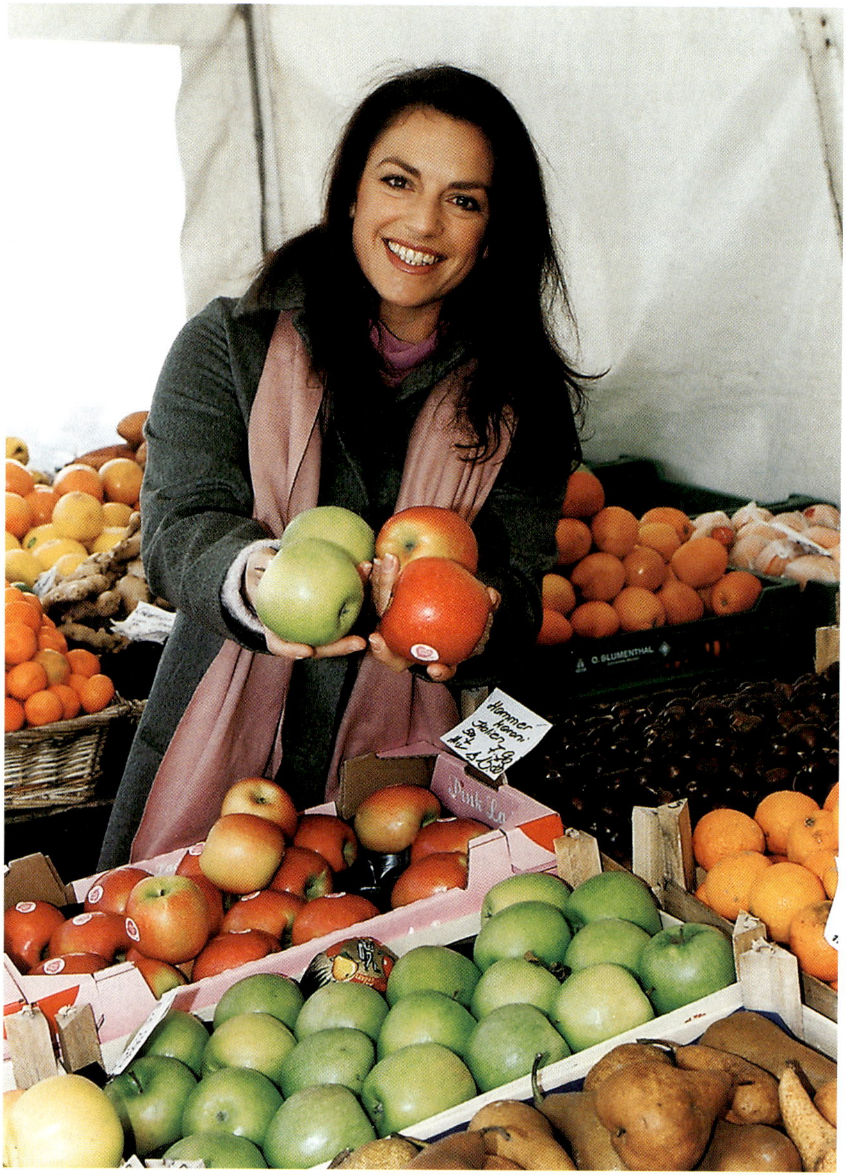

Leichte Kost macht topfit für den ganzen Tag. Essen Sie fünfmal am Tag, dann fühlen Sie sich stark wie ein Leistungssportler.

»Timen« Sie Ihre Mahlzeiten

Wer tagsüber topfit und leistungsstark bleiben will, braucht Nährstoffe. Wenn Sie nicht essen, fühlen Sie sich morgens schon schlapp und fallen mittags in ein Tief. Essen Sie daher mit Plan. Das Timing entscheidet über Ihre Leistungskurve.
Das Frühstück ist die wichtigste Mahlzeit. Viele verzichten aber aufs Frühstück, weil dafür am Morgen keine Zeit ist. Warum stehen Sie nicht einfach 20 Minuten früher auf und beginnen Ihren Tag mit einem leckeren Obstteller, Müsli und Vollkornbrot. Sie tanken damit so viel gesunde Energie, dass Sie wie »Schumi« an den Start gehen. Ein Glas frisch gepresster Orangensaft liefert die richtige Menge an Vitamin C.
Drei Stunden später kommt der kleine Hunger. Das leichte Frühstück ist längst verdaut. Gönnen Sie sich jetzt eine Zwischenmahlzeit. Ein Glas Molke oder Buttermilch, ein Fruchtjoghurt oder ein Kräuterquark stillen den Hunger, halten die Konzentration und sorgen für gute Laune.

Verzichten Sie auf schwere Gerichte, die Ihnen noch nach Stunden im Magen liegen. Besser für Laune und Figur sind fünf leichte Mahlzeiten pro Tag.

Dinner Cancelling

Ab und zu einmal auf das Abendessen verzichten – dieses Konzept hat die Antiaging-Medizin neu entdeckt. Das so genannte Dinner Cancelling hat zwei Vorteile: Es verjüngt nicht nur, es macht auch schlank. Reduziert man die Kalorien, indem man einmal aufs Abendessen verzichtet, stößt der Organismus überflüssige Zellen ab, um Energie zu sparen. Und das trifft zuerst die bösartigen Zellen. Die Wissenschaft nennt diesen Zelltod Apoptose. Gleichzeitig kommen die Eiweißstrukturen in unserem Körper in Form und das Wachstumshormon Melatonin wird verstärkt ausgeschüttet. Beide bewirken einen jungerhaltenden Effekt. Der kurzzeitige Verzicht auf die abendlichen Kalorien führt nicht zum gefürchteten Jo-Jo-Effekt, weil der Körper nicht in einen länger andauernden Notstand kommt. Wer Dinner Cancelling zweimal pro Woche einführt, also nach 17.00 Uhr nichts mehr isst, nimmt garantiert ab und bewirkt damit auch noch eine Verjüngung.

Zum Mittagessen eignet sich ein leichter Lunch: Salat, Gemüse, Fisch, Geflügel. Finger weg von Paniertem, sahnehaltigen Saucen und den typisch deutschen

Gerichten wie Braten mit Sauce und Klößen. Je leichter das Gericht, umso größer Ihre Power für die nächsten Stunden. Als kleinen Snack am Nachmittag empfehle ich Obst, z. B. einen Apfel oder eine Banane.
Auch beim Abendessen lautet die Devise: lecker und leicht. Auf Ihrem Speiseplan sollten Pasta, Reis, Kartoffeln, Gemüse, Fisch, Geflügel und mageres Fleisch stehen.

Ernährungstipps gegen Orangenhaut

Meine sportlichen Maßnahmen gegen Cellulite kennen Sie bereits. Wenn Sie neben Workout und ausdauernder Bewegung auch auf die entsprechende Ernährung achten, schrumpfen die Dellen garantiert. Je schlanker Sie sind, umso weniger tritt die Orangenhaut zu Tage. Denn je praller die Fettzellen gefüllt sind, umso deutlicher drücken sich die Dellen durch die Haut.
Die größten Feinde heißen Fett, Zucker, Alkohol, Kaffee und Salz.
Wenn Sie sich fett- und zuckerarm ernähren, auf Obst, Gemüse, Milchprodukte, Fisch, Geflügel und mageres Fleisch setzen, dann liegen Sie richtig. Achten Sie auf ausreichend Vitamin C und E; beide kräftigen das Bindegewebe. Erdbeeren enthalten noch mehr vom Supervitamin C als Zitrusfrüchte. Vitamin E steckt in Nüssen und Pflanzenölen.
Um das Bindegewebe zu kräftigen, braucht der Körper Kieselsäure. Diese gibt es als Tablettenkur in der Apotheke zu kaufen. Salziges Essen fördert die Einlagerung von Wasser im Gewebe. Wählen Sie besser Nahrungsmittel mit entwässernden Mineralstoffen wie Kalium. Das steckt in Aprikosen, Bananen, aber auch Vollkornreis. Zu viel Alkohol ist Gift für die Haut, genauso wie übermäßiger Kaffeegenuss.
Crashdiäten leiern Haut und Bindegewebe aus; damit sind die Dellen vorprogrammiert. Auch das Rauchen fördert die Cellulite. Das Nikotin verengt die Blutgefäße und drosselt somit die Durchblutung. Außerdem wird das Bindegewebe geschwächt. Damit haben die Fettzellen freie Fahrt und können sich nach außen drücken. Auch zu viel Sonne lässt das Bindegewebe schneller altern.

Sport ist ein wichtiges Mittel im Kampf gegen Cellulite, aber nicht das einzige: In vielen Lebensmitteln stecken Vitamine und Enzyme, die die Fettverbrennung ankurbeln.

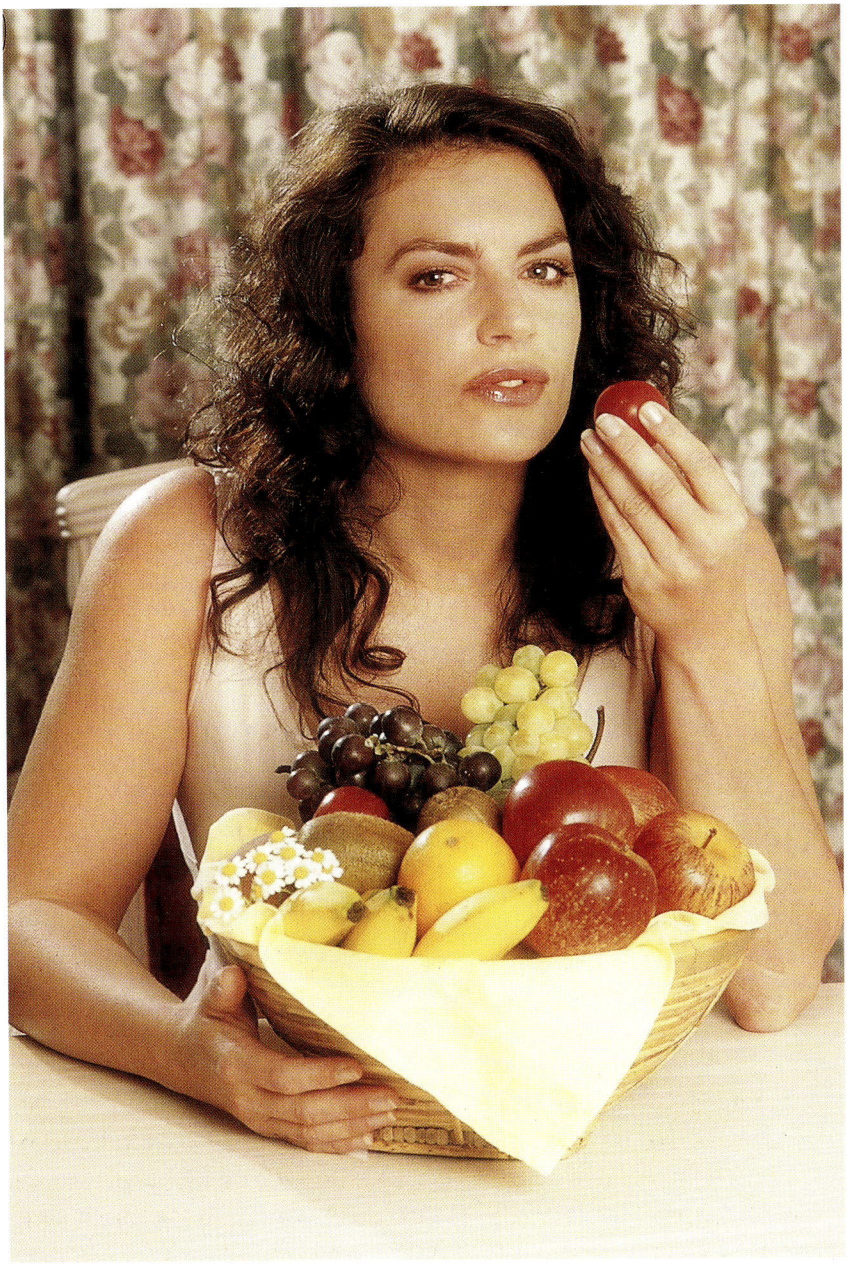

Die Kombination aus Kohlenhydraten und tierischen Fetten schlägt sofort aufs Gewicht. Deshalb sind gerade Braten mit Knödeln oder Nudeln mit Sahnesaucen tabu.

Bei Obst ist Naschen erlaubt. Mit Fruchtzucker kommt der Körper problemlos klar. Für Schokolade und Törtchen hingegen gilt: Jeder Bissen landet auf den Hüften.

Wie Hormone das Gewicht beeinflussen können

Wenn trotz maßvoller Ernährung und ausreichender Bewegung die Pfunde nicht schwinden, kann die Schilddrüse schuld sein: Eine Blutuntersuchung bringt hier schnell Klarheit.

»Ich nehm' nur vom Anschauen zu…« – es gibt tausend Ausreden für das »Hüftgold«. Der starke Knochenbau, die Anlage zum guten Futterverwerter oder ein schlechter Stoffwechsel werden gerne als Entschuldigungen genannt, wenn es mit dem Abnehmen nicht so recht klappen will. Aber manchmal steckt ein Körnchen Wahrheit darin. Wenn Sie auch nur zu- statt abnehmen, obwohl Sie sich bewusst ernähren, auf süße und fettereiche Speisen verzichten sowie regelmäßig Sport treiben, dann schlägt Ihnen vielleicht Ihre Schilddrüse ein Schnippchen. Bei einer Unterfunktion ist eine Gewichtszunahme eine häufige Folge. Ich muss gestehen, ich habe das auch erst durch eine Freundin erfahren. Denn bei ihr wurde eine Funktionsstörung der Schilddrüse entdeckt.

Kennen Sie das?

Sie fühlen sich irgendwie schlapp, haben zu nichts Lust. Ständig ist Ihnen kalt, Ihre Haut fühlt sich kühl und trocken an, Ihre Stimme ist neuerdings heiser und tiefer. Dann diese Haare! Sie werden immer dünner und stumpfer. Selbst die Augenbrauen machen schlapp. Der weibliche Zyklus ist auch außer Rand und Band. Und obwohl Sie kaum Hunger haben und wenig essen, nehmen Sie trotzdem zu. Wenn Sie sich jetzt angesprochen fühlen, dann sollten Sie schnellstens Ihr Blut untersuchen lassen. Ein kleiner Pieks, und Sie wissen, ob Ihre Schilddrüse hinter all dem steckt. Ich selbst lasse mein Blut regelmäßig checken. So weiß ich, ob alles in Ordnung ist.

Klein und unterschätzt: die Schilddrüse

Die wenigsten wissen, wo die Schilddrüse überhaupt sitzt und welche Funktion sie hat. Jeder denkt sofort an einen Kropf, weil der auch für den Laien erkennbar ist. Aber der »dicke Hals« ist eher die Ausnahme, andere Störungen dagegen sind sehr weit verbreitet. Um Ihre Schilddrüse zu finden, streichen Sie einfach mit dem Daumen und dem Zeigefinger einer Hand an Ihrem Hals hinunter. Sie liegt dann unterhalb des Kehlkopfs, überhalb des Schlüsselbeins, hat ungefähr die Form eines Schmetterlings und normalerweise die Größe von zwei Pflaumen. Die Aufgabe der Schilddrüse ist es, aus Jod und anderen Substanzen Hormone herzustellen, zu speichern und über das Blut in exakter Dosierung an den Körper abzugeben. Aber mit der Dosis hapert es bisweilen. Manchmal ist sie zu hoch, dann spricht man von einer Überfunktion. Ist die Dosis zu gering, dann leidet man an einer Unterfunktion. Und dann können Sie sich kasteien, so viel Sie wollen, aber Sie werden vermutlich trotzdem nur zu- statt abnehmen. Der Grund: Durch die Unterfunktion verlangsamen sich die Stoffwechselprozesse und der Energieverbrauch sinkt. Doch wer denkt bei Symptomen wie Heiserkeit, Haarausfall und Müdigkeit schon an seine Schilddrüse?

Die Schilddrüse versorgt den Körper mit den Hormonen Calcitonin sowie L-Thyroxin (Tetrajodthyronin) und L-Trijodthyronin, auch T4 und T3 genannt. Bei einer Unterfunktion bildet die Schilddrüse zu wenige oder keine Schilddrüsenhormone (Thyroxin und Trijodthyronin). Jodmangel oder eine Entzündung der Schilddrüse kann zur Unterfunktion führen. Die Schilddrüse versucht den Mangel auszugleichen und vergrößert sich. Dabei können Knoten entstehen, ohne dass diese Veränderungen sichtbar oder schmerzhaft werden. Und das ist das Problem. Deswegen hat etwa jeder zweite Deutsche ohne es zu ahnen eine vergrößerte Schilddrüse. Meist wird eine Schilddrüsenunterfunktion erst nach dem 40. Lebensjahr entdeckt. Frauen sind fünfmal häufiger betroffen als Männer.

Frauen sind wesentlich häufiger von Schilddrüsenerkrankungen betroffen als Männer. Durch die Einnahme entsprechender Hormone lassen sich diese jedoch meist schnell beheben.

Machen Sie einen Schilddrüsen-Check-up!

Die Untersuchung ist ganz einfach. Zuerst macht der Arzt einen Bluttest. Aus den Werten kann er ablesen, ob die Schilddrüsenwerte, also die Konzentrationen der Schilddrüsenhormone im Blut, stimmen. Bei Unregelmäßigkeiten kann der Arzt eine mögliche Entzündung oder einen Knoten mit einer Ultraschalluntersuchung oder mithilfe der Szintigraphie feststellen. Dafür wird eine ungefährliche radioaktive Substanz gespritzt, die sich im Körper verteilt und an entzündeten Stellen sammelt. Das alles tut überhaupt nicht weh. Wer an einer Schilddrüsenunterfunktion leidet, muss zwar lebenslang die Hormone als Medikament zu sich nehmen. Dafür verschwinden alle negativen Symptome ziemlich schnell und auch das Gewicht pendelt sich wieder ein.

Naschen – aber richtig

Für den kleinen Hunger zwischendurch habe ich Alternativen zu Süßigkeiten und fettigen Snacks: Ich esse einen Apfel oder ein Stückchen Magerkäse. Und beim Fernsehen nasche ich lieber eine Orange oder Erdbeeren als eine Tüte Chips. Immer nur vernünftig zu sein, hält allerdings kaum jemand aus. Die verbotenen Sachen schmecken leider immer am besten. Einmal pro Woche, meistens am Sonntag, erlaube ich mir deshalb etwas Süßes. Und das genieße ich dann ohne Reue. Aber auch beim Naschen gibt es Unterschiede: Frei nach dem Motto »den Teufel mit dem Beelzebub austreiben«, sündige ich dann trotzdem lieber »light«. Wenn mich die Lust quält, zum Beispiel im Kino, und ich schwach werde, dann bleibe ich dennoch stark bei Schokoriegeln oder salzigen Snacks wie Nachos. Das sind Turbo-Dickmacher. Im Amerikanischen gibt es für solches Hüftgold einen wunderbaren Satz: »once on your lips, a lifetime on your hips«. Frei übersetzt, heißt das »einmal auf den Lippen, ein Leben lang auf den Hüften«.

Fettfreie Süßigkeiten wie Gummibärchen oder Russisch Brot machen sich auf der Waage längst nicht so bemerkbar wie Schokolade.

Fettfreie Alternativen

Auf meiner »du darfst«-Hitliste stehen Gummibärchen an allererster Stelle. Da ist zwar Zucker drin, aber kein Gramm Fett. Das ist dann immer noch das kleinere Übel. Das gilt auch für Popcorn pur – also ungesalzen und ungesüßt. Popcorn hat kaum Fett, füllt den Magen und stillt schnell die Lust. Deshalb steht es auf Platz zwei meiner »Giftliste«. An dritter Stelle würde ich Schokoküsse nennen. Die Füllung besteht aus fettfreiem Eischnee. Das ist – trotz Schokoladenhülle – die bessere Alternative zum Schokoriegel. Denn leider ist Schokolade ziemlich »out«. Die Verbindung von Zucker und Fett führt dazu, dass unser Körper bis zu 60 Prozent mehr Fett einlagert. Die Rettung: so genannte Herren- oder Zartbitterschokolade. Bei einem Kakaogehalt von mehr als 70 Prozent ist der GLYX-Wert niedrig und deshalb vertretbar.

Süß, aber zuckerfrei sind inzwischen auch viele Bonbons. Und statt Vanilleeis oder Eiskonfekt würde ich Wassereis empfehlen; »Capri« heißt hier mein Favorit. Wenn Sie an der Kuchentheke nicht mehr vorbeikommen, dann bestellen Sie keine Sahne oder Sachertorte sondern Obstkuchen auf Hefeteig. Das macht zwar nicht schlank, ist aber nicht ganz so gefährlich für die Figur. Wer lieber salzig statt süß nascht, sollte trotzdem die Finger von Chips, Erdnüssen und Nachos lassen. Essen Sie lieber Salzstangen, Salzbrezeln oder Reisgebäck. Denn diese Snacks sind fast fettfrei.

Kann denn Naschen Sünde sein?

Was wäre das Leben ohne den Genuss verbotener Früchte? In meinen Augen todlangweilig. Kleine Schwächen und gelegentliche Ausrutscher gehören dazu. Ob in der Weihnachtszeit mit den Verführern namens Glühwein, Zimtstern oder Lebkuchen oder im Urlaub, wenn Eiscreme und leckere Desserts locken – dann kann auch ich nicht widerstehen. Wichtig dabei ist nur: Man muss die »Sünde« aus vollem Herzen genießen. Hier ist ein schlechtes Gewissen fehl am Platz. Ich setze mir einfach einen Termin – ab da haben die kleinen Fehltritte dann ein kategorisches Ende. Wer die kulinarischen und kalorischen Sünden nicht genießt, verdirbt sich doppelt die Lebensfreude.

Fastenzeit vom Feinsten

Seit ich die so genannte magische Kohlsuppe entdeckt und ausprobiert habe, machen kleine Ausrutscher doppelt so viel Spaß. Diese Gemüsesuppe fördert aufgrund ihrer Bestandteile (z. B. Enzyme) die Fettverbrennung. Nach einem Sündenfall esse ich mittags und abends eine Kohlsuppe und verzichte ganz auf Alkohol. Die Suppe schmeckt köstlich und hilft rasend schnell dabei, das Gewicht und den Körperfettgehalt wieder auf Normalmaß zu bringen. Wichtig dabei ist, dass man nicht hungert, also der Jo-Jo-Effekt erst gar nicht aufkommen kann und dass diese Kurzdiät schmeckt und gesund ist.

Der Körper freut sich nach den üppigen Tagen auf die leichte Kost. Inzwischen gibt es ganze Kochbücher mit vielen Variationen der Kohlsuppe. Sogar Sterneköche haben leckere Rezepte entwickelt. Ein Standardrezept für Hobbyköche finden Sie gleich hier.

Die magische Kohlsuppe eignet sich ideal für eine Kurzdiät: Sie lässt sich gut vorkochen, steckt voller Vitamine und schmeckt einfach köstlich.

Fatburner-Suppe für 4 Personen:

5 Frühlingszwiebeln
1 großer italienischer Weißkohl
2 große grüne Paprikaschoten
1 Staudensellerie
1 Bund Petersilie
1 Dose geschälte Tomaten
2 Päckchen Zwiebelsuppe oder
2 EL Gemüsebrühe (instant)
Pfeffer
Chilipulver

1. Frühlingszwiebeln, Weißkohl, Paprika und Staudensellerie waschen, putzen und in kleine Stücke schneiden. Die Petersilie waschen, trockenschütteln und hacken.
2. Geben Sie das gesamte Gemüse mit den Tomaten und der Petersilie in einen großen Topf und gießen Sie die Suppe oder Brühe mit etwa 1200 ml Wasser auf. Das Gemüse sollte ganz bedeckt sein.
3. Lassen Sie das Ganze 10 Minuten sprudelnd kochen, dann verringern Sie die Temperatur und lassen die Suppe bei niedriger Hitze köcheln, bis das Gemüse gar, aber noch bissfest ist.
4. Würzen Sie die Suppe mit Pfeffer und Chilipulver.

Und wenn Sie weitere leckere und leichte Rezepte suchen, dann finden Sie viele Vorschläge in meinem Buch »Die Vollweib-Diät«.

Je nach Lust und Laune lässt sich die Suppe individuell variieren. Mit Ingwer, Tabasco oder Knoblauch gewürzt, schmeckt sie immer wieder anders.

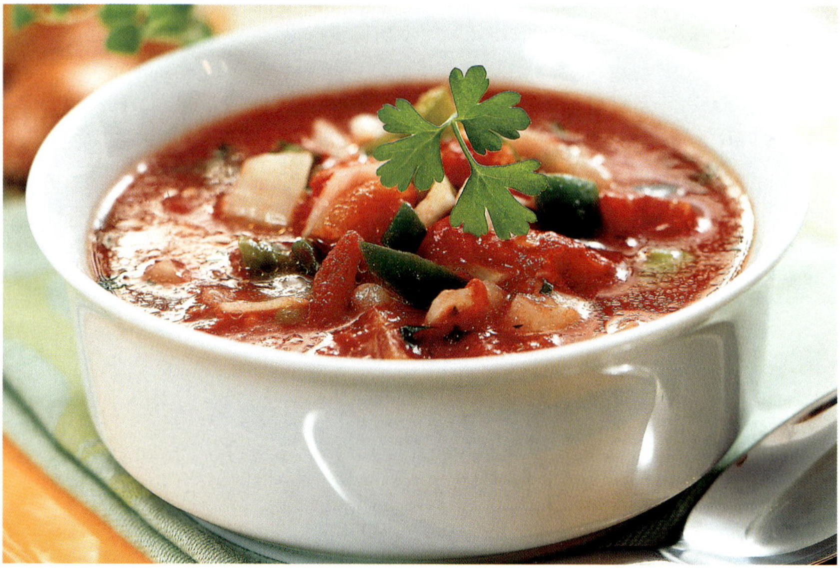

Meine fünf Regeln für die Traumfigur!

Genießen oder schlank bleiben? Diese Frage stellt sich mir heute nicht mehr. Es gibt jede Menge Lebensmittel, die hervorragend schmecken, die Linie schonen und auch noch gesund sind. Beachten Sie meine Tipps und Sie werden nie mehr hungern! Die folgenden fünf Regeln, quasi die Quintessenz, möchte ich Ihnen ans Herz legen und Sie sollten sich in Zukunft danach richten:

1. **Mit Lust essen**
2. **Wenig Fett**
3. **Kaum Zucker**
4. **Kein weißes Mehl**
5. **Regelmäßige Bewegung**

Alles andere können Sie vergessen. Essen muss Spaß machen und es muss wieder die normalste Sache der Welt werden. Es ist nicht so entscheidend, zu welcher Tageszeit und wie viele Mahlzeiten Sie essen. Wichtig ist nur, womit Sie sich ernähren. Wenn Sie mit Lust essen und Fett, raffinierten Zucker und weißes Mehl weitgehend von Ihrem Speiseplan streichen, dann purzeln die Pfunde.

Viel Spaß beim lustvollen, bewussten Essen und
bei Ihrem Fitness-Training wünscht Ihnen

Ihre

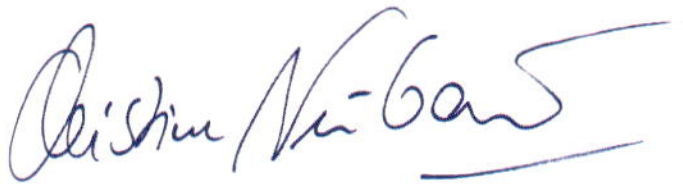

Literatur

Anderson, Bob; Burke, Ed; Pearl, Bill: Fitness Basics. Stretching - Krafttraining - Ausdauertraining. Goldmann, München 2000

Baur, Christof; Thurner, Bernd: 10-Minuten-Workout für schöne Beine. Midena, München 2001

Bös, Klaus; Saam, Joachim: Tipps fürs Walking. Meyer und Meyer, Aachen 2001

Faust, Susanne; Lockstein, Carolin: Relax. Der schnelle Weg zu neuer Energie. Gräfe und Unzer, München 2001

Hamm, Michael: Fit und schlank mit dem GLXX, Midena, München 2001

Markert, Dieter: Das Markert-Training. Midena, München 2002

Mindell, Earl: Die Vitamin-Bibel für das 21. Jahrhundert. Vitamine, Bausteine für ein gesundes und langes Leben. Heyne, München 1999

Prahmann, Ulrich: Lauf dich schlank! Südwest, München 2001

Scott, Dagny: Das große Laufbuch für Frauen. Schlank, fit und mehr Power druch Bewegung. Tibiapress, Mülheim an der Ruhr 2001

Steward, H. Leighton; Bethea, Morrison C./Andrews, Samuel: Zucker-Knacker. Goldmann, München 1999

Wade, Jennifer: Superfigur mit dem Zauberband. Gräfe und Unzer, München 2002

Register

Danksagung

Wir danken der Familie Pirktl und dem Hotel Schwarz in Mieming/Tirol herzlich für die freundliche Unterstützung während der Fotoproduktion.

Wichtiger Hinweis

Die im Buch veröffentlichten Ratschläge wurden mit größter Sorgfalt von Verfasserin und Verlag erarbeitet und geprüft. Eine Garantie kann jedoch nicht übernommen werden. Ebenso ist eine Haftung der Verfasserin bzw. des Verlages und seiner Beauftragten für Personen-, Sach- oder Vermögensschäden ausgeschlossen.

Bildnachweis

Fotos: Barbara Ellen Volkmer, München
S. 130 Astrid Schmidhuber
S. 138 Brigitte Sporrer/Alena Hrbkova
S. 90 (Illustration) Nicolas Neubauer

Mode: adidas